FETT VERBRENNEN AM BAUCH

Schnell und gesund abnehmen -
Die Wahrheit über
Bauchfett verbrennen
und abnehmen am Bauch

Dennis Koch

1. Auflage

ISBN: 9781093819410

Inhaltsverzeichnis

Vorwort

Es ist immer wieder eine Überraschung! Die Leute fallen aus allen Wolken. Können es kaum glauben, starren mich ungläubig an. Doch dann weicht sofort der anfängliche Zweifel und ein erleichtertes, fast erlösendes Lächeln macht sich in ihrem Gesicht breit ...

„Das ist ja der Wahnsinn“, tönt es dann oft als nächste Reaktion.

Ein wenig fühle ich mich dann geschmeichelt. Doch es dauert nur den Bruchteil einer Sekunde, bis dieses Gefühl der klaren Einsicht Platz macht, dass es auch nicht ganz einfach war, das zu schaffen. Manche Menschen, die sich der plötzlichen Überraschung nicht entziehen konnten, fragen dann unsicher und mit spürbaren Zweifeln behaftet nach:

„Und kann ich das auch schaffen?“

„Ja, natürlich! Und es dauert auch gar nicht so lange“, antworte ich dann als

Profi, schenke meinem Gegenüber dabei ein zuversichtliches Lächeln und füge noch hinzu:
„Dann wollen wir mal loslegen!“

Dieses oder ein ähnliches Gespräch führe ich heute in meiner Funktion als **Fitnesstrainer** in einem Sportcenter regelmäßig.

Über welches Thema?

Über meine Figur.

Denn obwohl ich heute hauptberuflich als Fitnesstrainer und Ernährungsexperte tätig bin, sah ich nicht immer so aus. Und das ist ernst gemeint. Da aber auch ich früher in jüngeren Jahren ***mit so einigen überflüssigen Pfunden am Bauch zu kämpfen*** hatte, ist mir die Situation vieler Menschen sehr bewusst.

Als verantwortungsbewusster Fitnesstrainer bin ich nicht nur derjenige, der die Kunden einweist und ihnen erklärt, wo und wie sie dies oder das trainieren können. Nein, ich bin auch dafür zuständig, dass die Menschen ein *Bewusstsein für ihren Körper entwickeln* und selbst die Einsicht erlangen, wie wichtig es ist, Körperfett abzubauen. Das ist wichtiger als jeder anonyme Ratgeber: **Selbstbewusstsein entwickeln.**

Schafft man das, schafft man auch den Rest, wenn man dabei bleibt.

Natürlich weiß ich als Ernährungsexperte, dass die Gesellschaft alles andere als jenen gnädig gesonnen ist, die wirklich abnehmen wollen. Die ***„Diät-Industrie“*** ist in den letzten Jahrzehnten auch dank der Verbreitung durch das Internet stark gewachsen. Es vergeht kein Tag, an dem man nicht entweder direkt oder aber versteckt viral auf diese oder jene Diät eingeschworen werden soll.

Es wird den Menschen, die sich die Bedeutung des Themas für ihr Leben noch nicht bewusst gemacht haben, in den Medien viel suggeriert. *Viel Falsches ...* z. B. auch, dass es möglich sein, nur am Bauch abzunehmen, das lästige Bauchfett, den „Bierbauch“ wegzufasten.

Das ist physiologisch gesehen Unsinn. Zahlreiche Studien und auch meine eigenen Erfahrungen haben immer wieder gezeigt, dass es unmöglich ist, nur am Bauch lokal Fett zu verbrennen. Abnehmen funktioniert nur als ganzheitliches Vorhaben. Und **„Ganzheitlichkeit“** bedeutet, dass derjenige, der abnehmen will, auch andere Faktoren seines Lebens berücksichtigen muss.

Genau das ist es, wofür ich die Menschen sensibilisieren möchte: nämlich „gegen“ das trügerische Gefühl, sich und die Dinge als „isoliert“ zu betrachten. Je mehr wir über die ***Vorgänge in unserem Körper*** in Erfahrung bringen, je mehr wir über die Zusammenhänge der Natur im Allgemeinen wissen, desto gesünder können wir leben.

Diese Weisheit stammt nicht von mir. Sie ist uralt und war schon unseren Vorfahren bekannt. Nur haben wir sie vergessen, wurde sie gewissermaßen in Vergessenheit „konsumiert“. Stichwort „Konsum“.

Entscheidend für erfolgreiches Abnehmen ist die **Ernährungsweise** des Menschen. Dabei gilt es zu lernen, dass sehr vieles, das heute in der Regel als Nahrung konsumiert wird, schlichtweg schädlich ist. Aus diesem Grunde bin ich auch als Ernährungsberater tätig. ***Ganzheitliches Handeln zugunsten der Gesundheit von Körper und Geist ist mein inniges Anliegen.***

Aber das war nicht immer so!

Davon kann ich ein Lied singen, auch wenn man es mir heute nicht mehr ansieht. Das erstaunt viele Menschen. Es ist eine Tatsache, dass es häufig bestimmte Ereignisse bedarf, um sich einer Sache, einer Situation, eines Umstandes bewusst zu werden. Nur darüber zu reden, reicht nicht aus.

Als Kind war ich überaus fettleibig, was mich anfangs nicht weiter störte, war meine ganze Aufmerksamkeit doch auf andere äußere Dinge gerichtet. Erst ein bestimmtes Ereignis in meiner Jugendzeit brachte die Veränderung. Ganz plötzlich erwuchs in mir das Bewusstsein, etwas gegen mein Übergewicht und meine Fettleibigkeit tun zu müssen. Es kam mir wie ***das Läuten von tausend Alarmglocken*** auf einmal. Es war tatsächlich einer jener Weckrufe, die man manchmal im Leben vernimmt.

Ich war damals auf Klassenfahrt am Meer. Es war ein wunderschöner sonniger Tag. Ich kann mich erinnern, dass ich mich einfach toll fühlte. Dann ging es darum, Beachvolleyball zu spielen und die Mannschaften aufzustellen. Wie immer war es ein Gerangel um die besten Positionen und ein Durcheinander. Jeder kennt das aus seiner eigenen Jugendzeit. Doch dieses Mal war etwas anders. Als die Spieler in die Mannschaften gewählt wurden, blieb ich außen vor. Irgendwie schienen sich ***alle gegen mich verschworen*** zu haben. So kam es mir vor.

Schließlich fasste ich Mut und stellte meine Mitschüler zur Rede, was los sei. Die Antwort an diesem sonnigen Morgen am Meer war so kurz wie schockierend für mich. Sie lautete: ***„Ach, Du mit Deinem Speck! Nimm erst mal ab!"***

Was war los?

Ich verstand es nicht. Ich dachte in diesem Moment, die ganze Welt hätte sich gegen mich verschworen. Es war so, als würde ich im Sand unter mir versinken und könnte nichts, aber auch gar nichts dagegen tun. Mir wurde fast schwindelig, kann ich mich erinnern, und ich rannte hastig weg von der Gruppe, um mich irgendwo bei den Umkleidekabinen zu verstecken und schluchzend ***mit meinem Schicksal zu hadern.***

Aber deutlicher konnte es nicht geschehen.

Dann begann ich so manche Diät zu machen. *Ich war fast wie besessen.* Noch mal wollte ich nicht auf so krasse Weise abgelehnt werden. Die Folge war eine fast andauernde ***Frustration***. In meinem Erwachsenenleben dann musste auch so manche Beziehung darunter leiden. Ich wollte abnehmen. Nur das: ***Weg mit dem***

Speck! *Das war meine Lebensdevise. Doch es klappte nicht, wie ich wollte.*

Allerdings hatte ich Glück, denn hinzu kam bei mir ein wachsendes Bewusstsein für gesunde ausgewogene Ernährung. Wobei gerade diese Umstellung mich anfangs vor eine besondere Herausforderung stellte. *Das* ***gesellschaftliche Umfeld*** *war einfach nicht vorhanden.* Wenn man essen ging, musste es halt nicht selten ein Schnellrestaurant der großen Fast-Food-Kette sein. Schließlich gingen da die anderen ja auch hin. Mein **Bewusstsein für gesunde Ernährung** musste sich erst nach und nach entwickeln.

Irgendwann begann ich mit meiner bewussten Lebenshaltung auch andere Menschen kennenzulernen, die auf meiner Seite waren und mich sogar unterstützten. Das war wie ein Startschuss in ein neues Leben.

Schließlich gelang mir der Durchbruch und ich konnte die Gründe herausfinden, warum es bis dahin mit dem Abnehmen nie richtig klappte. *Ich wollte nur die Pfunde am Bauch loswerden*, war besessen davon so athletisch auszusehen, wie meine damaligen Mitschüler. Darauf lag mein Fokus.

Doch ich vergaß, dass es beim Abnehmen grundsätzlich um eine veränderte, d. h. **reduzierte Kalorienzufuhr** geht. Sie ist das Wichtigste bzw. das alles Entscheidende. Dann nimmt man automatisch und vor allem am gesamten Körper ab. Wie diese verminderte Kalorienzufuhr erzielt wird, d. h. welche Methoden man anwendet, um das gewünschte Ziel zu erreichen, steht wiederum auf einem anderen Blatt geschrieben. Da kommt z. B. ein **effektives Intervallfasten** infrage, bei dem man seinen Lebenswandel nicht vollständig umstellen muss.

Ein Grund für viele Menschen, Diäten nicht über längere Zeit durchzuhalten, ist gerade die Frage der Umstellung. Aber auch ein minimalistischer Lebensstil ist eine effektive Lösung ...

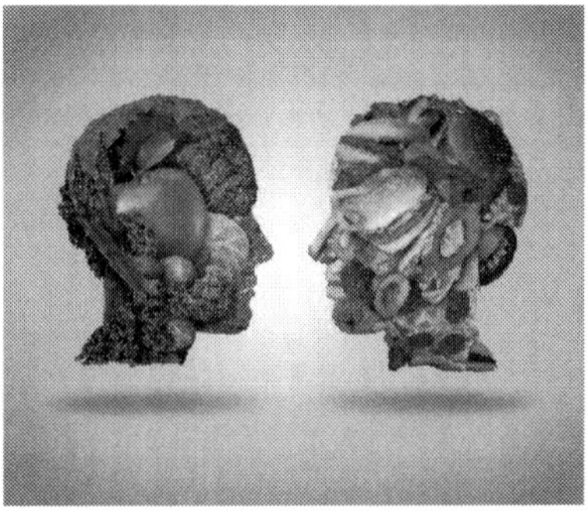

Da ich ohnehin als Erwachsener immer einen ganzheitlichen Denkansatz verfolgte, kam mir der **Minimalismus** gerade recht. Er war gewissermaßen die „organische" Lösung für mich. *Das Leben entrümpeln bedeutet auch* ***seinen Körper zu entrümpeln****. Und das bedeutet Ernährungsumstellung und schließlich Abnehmen.*

Das ist es, was ich nur bestätigen kann. Aus eigener **Erfahrung** heraus. Und genau das ist es, was ich den Menschen rate, die ins Sportcenter kommen und abnehmen wollen.

Das, was sie im Fernsehen gesehen haben, hat sie beeindruckt, ja fasziniert. Da sind starke muskelbepackte Männer, die mit schwersten Fitness-Geräten geradezu zu spielen scheinen. Alles, was es scheinbar braucht, sind tägliche Sporteinheiten und viel Gewicht, das man heben kann.

Die Wirklichkeit ist anders, ganz anders.* WIE, *das möchte ich dir im Folgenden zeigen.

Einleitung

3.510.000! Das ist die aktuelle Zahl der Einträge, die auf dem Bildschirm erscheinen, wenn man bei Google **„Fett verbrennen"** eingibt. Mehr als dreieinhalb Millionen Aufrufe. Eine stolze Zahl. Bei dem Thema **„Fett verbrennen am Bauch"** ruft die Suchmaschine immer noch über 1 Million Einträge auf! Das bedeutet, dass du viel durchzulesen hast ...

Oder vielleicht nicht?

Die prägnante Aussage des amerikanischen Psychologen *Barry Schwartz* scheint wohl ins Schwarze zu treffen:

„Entscheiden lernen ist schwer. Gut entscheiden zu lernen, schwerer. Und in einer Welt unendlicher Möglichkeiten ***richtig entscheiden zu lernen****, noch schwerer – vielleicht sogar zu schwer."*

Fakt ist, dass die Zahl der Ratgeber-Seiten im Internet zu den Themen rund um unsere Gesundheit inflationär angestiegen ist. Doch was bedeutet das für die **Qualität**? Leider ist die Transparenz der Tipps zum Thema „Fett verbrennen“ nicht besser geworden.

War Fett vor nicht allzu langer Zeit noch allgemein verpönt, gibt es aktuell sogar Therapien, die Fett gezielt zur Behandlung und Prophylaxe bestimmter Erkrankungen einsetzen. *Von „Gut“ bis „Böse“ ist zum Thema* ***„Fett“*** *grundsätzlich alles zu finden.* Was aber tun, wenn man abnehmen will? Und zwar besonders dort, wo sich Fett scheinbar am liebsten einlagert: **am Bauch**.

Informationen! Das ist die knappe Antwort. Die persönliche Informiertheit über **Fett, Fettsäuren und ihre Wirkung in unserem Organismus** ist die Grundvoraussetzung. Wenn du abnehmen willst, ist es unerlässlich, dass du dich mit deinem Körper und den Prozessen in ihm beschäftigst. Der Stand der eigenen Informationen zu deinem Organismus ist immer noch die beste Gewähr dafür, nicht in die eine oder andere ***Diätfalle*** zu tappen. Dafür ist das Thema zu ernst, geht es doch um deine **Gesundheit**.

Der zweite Punkt, an den du denken musst, ist deine **Ernährung** selbst. Was du deinem Körper zuführst, entfaltet in ihm seine *Wirkung*. Das gilt besonders für Fette, werden die Folgen einer zu fetthaltigen oder kalorienhaltigen Ernährung doch sehr schnell sichtbar.

Es ist die Regel, dass wir wegen eines zu stressigen Alltags und ständigem Zeitdruck im Berufsleben unsere ***Ernährung vernachlässigen*** oder, schlimmer noch, gar keinen Wert auf sie legen. Hauptsache man ist satt und das möglichst lange. Weder nehmen wir uns nur zu oft keine Zeit für unsere Mahlzeiten, noch nehmen wir überhaupt die richtigen Nahrungsmittel zu uns.

Da kommen die **industriellen Fertigprodukte** gerade recht. Sie versprechen auf ihren Verpackungen meist „paradiesische" Essgenüsse, die mit der Wirklichkeit gesunder Nährwerte leider nichts zu tun haben.

Fettleibigkeit hat auch sehr viel damit zu tun, zu welchen Zeiten wir welche Nahrung zu uns nehmen. Es dürfte z. B. hinlänglich bekannt sein, dass das späte Abendessen nach 21.00 Uhr oder der hastige nächtliche Snack vor geöffnetem Kühlschrank unserem Körpergewicht nicht gut anstehen.

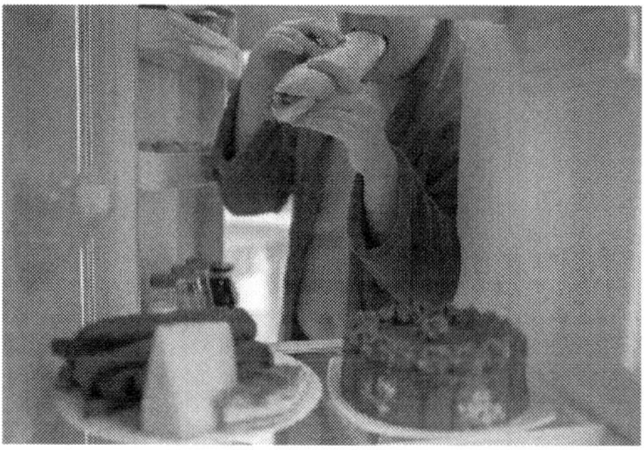

Aber es gibt noch mehr zu beachten, denn unser Körper durchläuft täglich bestimmte **Stoffwechselphasen**. Nehmen wir zu bestimmten Zeiten des Tages also die „falschen" Nahrungsmittel zu uns, gehen wir ein größeres Risiko ein Fett anzusetzen. Doch zu diesen medizinischen Fakten später noch Genaueres.

Willst du auf gesunde und nachhaltige Weise lästiges Körperfett verbrennen, ist es auch unerlässlich zu wissen, wie welche Nahrungsmittel aufgrund ihrer Inhaltsstoffe in deinem Organismus wirken.

Ist Fett grundsätzlich zu vermeiden? Oder gibt es sogar Fette, die der Mensch braucht, weil sie für ihn gesund sind? Im Umkehrschluss ist natürlich zu fragen, ob es auch Fette gibt, die nachweislich „immer" Schaden im Organismus verursachen.

Hast du dich über diese Dinge ausreichend informieren können, bist du zu einer ***unabhängigen Meinungsbildung*** in der Lage. Das ist bei über drei Millionen Einträgen bei Google auch notwendig. Auf der Grundlage von aktuellen medizinischen Daten ist es nun einfacher geworden, sich viele Fragen zum eigenen Körper und seiner Gesundheit selbst zu beantworten. Darum geht es.

Und natürlich geht es auch um **körperliche Bewegung** in ausreichendem Maße. Das kann ich als Fitnesstrainer nur bestätigen. Allerdings gehen die Meinungen zu dem, was ausreichend ist, oft auseinander. Das Maß an Bewegung muss sich realistisch und durchführbar in den Lebensalltag einpassen.

Immer wieder wenden sich Menschen im Sportcenter oder auch in der Ernährungsberatung an mich ***mit der dringenden Frage, wie sie am schnellsten Fett verbrennen könnten.*** Dabei liegt die Betonung auf Schnelligkeit.

Leider muss ich sie an dieser Stelle immer ein wenig „entzaubern". Und ich merke, dass das, was ich ihnen rate, nicht dem entspricht, was sie sich nach ihrer „medialen Vorbereitung" vorgestellt haben:

Erstens geht es nicht um „schnelles", sondern um „nachhaltiges" Fettverbrennen. Die Gewichtsabnahme soll zu einem dauerhaften Zustand auf Grundlage einer gesundheitsfördernden Lebenshaltung führen. Der Rückfall in eine Fettleibigkeit durch den **Jo-Jo-Effekt** ist unbedingt zu vermeiden.

Zweitens sollte der Wunsch, die Fettleibigkeit loszuwerden, niemals auf die Trainingsgeräte „projiziert" werden, und zwar frei nach dem Motto: *„Im Fitness-Center schwitze ich zwei Stunden lang und verbrenne dabei Fett. Und danach geht's weiter wie gehabt. Bis zum nächsten Mal ...“* Das sind dann jene Abnehmwilligen, die nach ihren Fitness-Einheiten regelmäßig an der Bar des Sportcenters anzutreffen sind.

Die sogenannte **„Gewohnheitsfalle“** ist als erstes auszuschalten. Das kann man aber nur, wenn man sich darüber bewusst ist, welche Prozesse und Umstände das Verbrennen von Körperfett fördern oder begünstigen. Wie bei allen anderen Dingen, die unsere Gesundheit betreffen, muss der Geist, d. h. die **Bewusstheit des Handelns**, immer über dem Körper stehen.

Zu einigen effektiven Übungen, mit denen man Fett abbauen kann, gegen Ende des Textes mehr.

Fett, was ist das?

Nachstehend nun Allgemeines zum Thema **„Fett"**, das wichtig für das Verständnis der ***Vorgänge beim Abnehmen*** ist.

Mit deiner Nahrung nimmst du in der Regel tagtäglich diese drei **Hauptnährstoffe** auf:

- **Eiweiß**
- **Kohlenhydrate**
- **Fett**

Diese drei Nährstoffe liefern dir die *notwendige Energie zum Leben* und sind außerdem maßgeblich an *Aufbau und Erneuerung körpereigener Stoffe* beteiligt. Wie auch die anderen Nährstoffe sind Fette grundsätzlich für deinen Körper **lebensnotwendig**. Es geht nicht ohne sie.

Eine nahezu fettlose Ernährung ist darum gefährlich, denn sie führt schon sehr schnell zu **Mangelerscheinungen** und verschiedensten Erkrankungen. Als sogenanntes **„Depotfett“** bildet Fett die Energiereserve des Körpers, auf die dieser in Mangel- oder Hungerzeiten immer zurückgreifen kann. Ernährt man sich nahezu fettlos, kann der Körper keine ausreichende Menge an Fettdepots anlegen und in Notzeiten davon zehren.

Außer Depotfett gibt es noch sogenanntes **„Organfett“** in deinem Körper. Dieses Fett dient dem Schutz und der Stabilisierung lebenswichtiger Organe, wie z. B. Leber und Nieren.

Natürlich sind Fette auch ein wichtiger Bestandteil deines gesamten **Nervengewebes** und bilden zudem die Vorstufe von Hormonen und Gallensäuren. Gallensäuren sind z. B. für die Fettverdauung zuständig.

Darüber hinaus sind Fette auch Träger der sogenannten **„fettlöslichen“ Vitalstoffe**, d. h. der Vitamine A, D, E, K.

Obwohl Fette für das Funktionieren deines Körpers unverzichtbar sind, kann ein zu hoher Fettanteil im Blut zu gesundheitlichen Komplikationen führen. Zu den Blutfetten gehört das oft zitierte **Cholesterin**, das als „Fettbegleitstoff“ ein lebenswichtiger Bestandteil des menschlichen Körpers ist. Es ist für den Aufbau der Zellwände zuständig, aber auch für die Bildung verschiedener Stoffe wie z. B. Vitamin D, Geschlechtshormone und Hormone der Nebennierenrinde.

Für die Bewertung des Cholesterinhaushalts unterscheidet man zwischen LDL-Cholesterin und HDL-Cholesterin. Die Bezeichnungen **LDL (Low Density Lipoprotein)** und **HDL (High Density Lipoprotein)** stehen für Transportvehikel, an die das Cholesterin angekoppelt wird, wobei das als „schädlich“ bezeichnete LDL das Cholesterin zur weiteren Verarbeitung in die Organe führt. Das „gute“ HDL ist dagegen für die Entsorgung der überschüssigen Blutfette aus den Organen zuständig. Es führt diese der Leber zu und ist somit entscheidend an der Verhinderung von gefährlichen Gefäßablagerungen beteiligt.

Ist der HDL-Spiegel in deinem Körper also zu niedrig, werden die Blutfette nur in die Organe transportiert, wo sie dann verbleiben. Das erhöht das Risiko von Organerkrankungen.

Fette und Cholesterin sind in deinem Körper für folgenden lebensnotwendige Aufgaben zuständig:

- Bildung von Gallensäuren
- Aufbau von Zellmembranen
- Hilfe beim Aufbau von Nervengewebe
- Beteiligung an der Bildung von Hormonen
- Beteiligung an der Bildung von Vitamin D
- Bestandteil des Talgdrüsensekrets
- Beteiligung an der körpereigenen Energiegewinnung
- Beteiligung an der Energieabspeicherung

Letzter Punkt bedeutet, dass Fett maßgeblich an der **Gewichtszunahme** beteiligt ist. *Es ist wichtig zu wissen, dass Cholesterin sowohl vom Körper selbst gebildet, als auch durch die Nahrung aufgenommen wird.* Dabei gilt: Naturcholesterin ist „nur“ in tierischer Nahrung enthalten. Vermeidet man größtenteils ***tierische Nahrung***, kann man bereits einiges für die Gesundheitsprophylaxe tun.

Es ist darüber hinaus wichtig zu wissen, dass Fettleibigkeit und Stoffwechselstörungen kausal verbunden sind. Stoffwechselstörungen sind oft auf eine falsche Ernährungsweise zurückzuführen. Es gibt aber auch zahlreiche angeborene oder erworbene Krankheiten, die zu einer sogenannten „**Hyperlipidämie**“, d. h. zu erhöhten Blutfettwerten führen können.

Unter dem Begriff Hyperlipidämie fasst man für gewöhnlich verschiedene Störungen des Fettstoffwechsels zusammen. Alle jedoch gehen immer mit einer erheblichen **Erhöhung der Blutfettwerte** einher.

Nachstehend die am häufigsten auftretenden **Fettstoffwechselstörungen**:

- **Hypercholesterinämie**, d. h. zu hoher Cholesterinspiegel
- **Hypertriglyceridämie**, d. h. zu hoher Triglyceridanteil (sogenannte körpereigenen und mit der Nahrung aufgenommene „Neutralfette“) im Blut
- **Kombinierte Hyperlipidämie**, d. h. bestehend aus Hypercholesterinämie und Hypertriglyceridämie

Die Ursachen für Stoffwechselstörungen können unterschiedlicher Natur sein. Sie können z. B. genetisch bedingt sein, aber auch die Folge von Erkrankungen wie z. B. Diabetes mellitus, Niereninsuffizienz oder eine Schilddrüsenunterfunktion.

Die häufigste Ursache von Stoffwechselstörungen ist jedoch eine dauerhaft falsche Lebens- und Ernährungsweise. Dazu zählt in der heutigen Konsumgesellschaft primär **Überernährung**. Was in vielen Ländern dieser Welt zu wenig vorhanden ist, haben wir in unserer Konsumgesellschaft zu viel.

Selbst Menschen, die nicht viel essen, essen oft immer noch nicht „wenig genug". Grund sind meistens ***industrielle Nahrungsmittel mit hoch konzentrierten Inhaltsstoffen***.

Dieses Problem findet sich z. B. massiv bei vielen, angeblich gesundheitsfördernden Säften, aber auch natürlich bei Softdrinks mit stark erhöhten Zuckeranteilen.

Nach der Überernährung folgt die grundsätzlich **falsche Ernährung**, die eigentlich die gesamte Bandbreite des heutigen Ernährungsproblems aufzeigt.

Übergewicht und ausbleibende körperliche Bewegung (oder zu wenig davon) sind natürlich weitere herausragende Gründe für Stoffwechselerkrankungen.

Verringerst du deine Fettleibigkeit, verringerst du damit auch das Risiko derartiger Erkrankungen. Aber auch eine Stressreduktion im Alltag, eine allgemein ruhigere Lebensweise, kann zur Prophylaxe beitragen.

Nachstehend die häufigsten **Ursachen für Hyperlipoproteinämien**:

- Übergewicht
- Überernährung
- Fettreiche Nahrungsmittel
- Cholesterinreiche Nahrungsmittel
- Zu viele gesättigte Fette in der Nahrung
- Zu wenig Ballaststoffe in der Nahrung
- Stress
- Ausbleibende Bewegung oder zu wenig Bewegung
- Diabetes mellitus
- Niereninsuffizienz
- Schilddrüsenunterfunktion
- Medikamente, wie z. B. Betablocker oder Cortison

Besonders zu hohe Blutfettwerte bergen enorme Gesundheitsrisiken, so ist z. B. eine zu hohe Serumcholesterinkonzentration, die durch einen **erhöhten LDL-Cholesterinspiegel** verursacht wird, ein erhebliches Gesundheitsrisiko. Sie kann zur koronaren Herzkrankheit und zu einem Herzinfarkt führen.

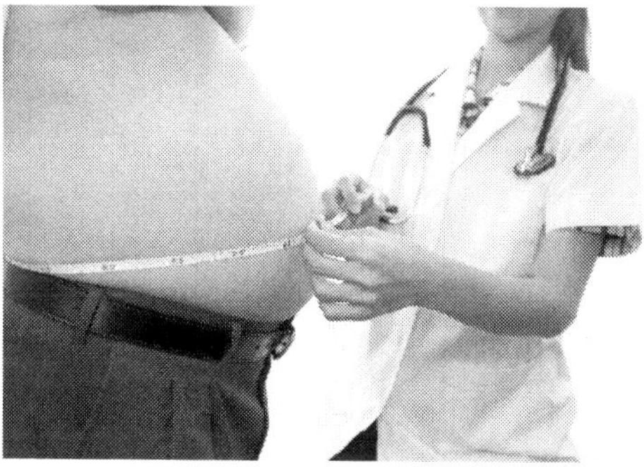

Bei übergewichtigen Menschen, die zusätzlich unter ***Bluthochdruck*** leiden, findet sich häufig eine kombinierte Stoffwechselstörung, bei der auch der Triglyceridanteil im Blut stark erhöht ist.

Das Risiko eine **Herz-Kreislauferkrankung** zu erleiden, ist aber noch von anderen Faktoren abhängig, wie nachstehend verdeutlicht:

- Rauchen, d. h. Nikotinzufuhr
- Übergewicht
- Bluthochdruck
- Fehlende körperliche Bewegung
- Diabetes mellitus

Dabei ist anzumerken, dass sich das Gesamtrisiko einer Erkrankung stark erhöht, wenn nur ein einzelner Risikofaktor zusätzlich vorhanden ist.

Zuerst machen sich erhöhte Blutfette nicht weiter bemerkbar, doch auf Dauer kommt es zu Schädigungen der Blutgefäße. Lagert sich Cholesterin an den Gefäßwänden ab, verringert sich der Durchmesser der Blutgefäße rapide. Sie werden enger, unbeweglicher und vor allem auch poröser. Die Folge sind **Durchblutungsstörungen**. Es drohen ernsthafte Erkrankungen wie z. B. Angina Pectoris. Die **Verengung und Verkalkung der Herzkranzgefäße** kann dann zu einem lebensgefährlichen Herzinfarkt oder einem Schlaganfall führen.

Soweit zu einigen wichtigen medizinischen Grundlagen, die Fett im menschlichen Körper betreffen. In der Hoffnung, mehr ***Bewusstsein für deinen eigenen Körper*** und sein Verhältnis zur Fettaufnahme und Fettverarbeitung geweckt zu haben, kommen wir nun dazu, wie man die Fettleibigkeit effektiv angehen kann.

Ran an den Bauchspeck!

Los geht's! Auch wenn es dein sehnlichster Wunsch ist, besonders die lästigen Pfunde am Bauch loszuwerden, ***Abnehmen kann man nur am ganzen Körper***. Anders ausgedrückt: Es ist nicht möglich, nur am Bauch abzunehmen. In diesem Sinne liefert dir dein Vorhaben, Gewicht zu verlieren, tatsächlich einen Hinweis auf die Art und Weise, wie du vorgehen musst: **Ganzheitlich**.

Das bedeutet auch, dass du zumindest für die Zeit deiner Abnehm-Phase deine Ernährung umstellen musst. Jeder weiß das, ***Ernährung und Gewicht stehen in einem kausalen Verhältnis***. Nur leider beherzigen es viele Menschen nicht.

Warum sich also so viel Mühe mit dem Abnehmen machen, wenn es auch einen dauerhaften Effekt geben kann?

Du solltest daher den ganzheitlichen Ansatz in die Tat umsetzen und diese Chance wahrnehmen, um dein erfolgreiche reduziertes Gewicht auch „**dauerhaft**" zu halten. Dazu musst du allerdings deine Ernährungsweise nachhaltig und dauerhaft auf eine *gesunde und nährstoffreiche Kost* umstellen. Doch dazu später Genaueres.

1. Fettstoffwechsel – Was ist das?

„Fett verbrennen“ bedeutet natürlich nicht, dass du etwas in deinem Körper mithilfe eines herkömmlichen Feuers verbrennst. Darum spricht man physiologisch gesehen auch besser von „**Fettstoffwechsel**“.

Was geschieht also in deinem Körper beim Fettstoffwechsel?

Zu wissen, was der Fettstoffwechsel bewirkt, heißt auch eine Vorstellung davon zu bekommen, welche Abnehm-Maßnahmen überhaupt sinnvoll sind, um den Bauchspeck wegzubekommen.

Wenn du fetthaltige Nahrung zu dir nimmst, werden die Fette in deinem Verdauungstrakt aufgelöst oder zerlegt. Das nennt man „**Fettverdauung**“. Danach wird das verdaute Fett in dein venöses Blut abtransportiert. Das ist die erste Phase des Fettstoffwechsels.

Die zweite Phase besteht in der **Verstoffwechselung der Fettsäuren** in deinem

Körper. Der Zweck besteht zum einen darin, durch diesen Prozess neue Energie zu gewinnen; zum anderen dient die Verstoffwechselung der Fettsäuren, also der Ab- und Umbau von Fetten aus der Nahrung, der Bildung von lebenswichtigen Vitaminen. Ohne Fette könnte dein Körper also keine Vitamine produzieren.

Der Fettstoffwechsel dient darüber hinaus auch der **Herstellung von Steroidhormonen und Gallensäure**, die natürlich für die Verdauung lebenswichtig ist.

Beim Abnehmen geht es primär um Energie bzw. Kalorien. Das ist eine wichtige Faustregel. Der Fettstoffwechsel bietet dir nun gewissermaßen zwei Möglichkeiten des Abnehmens:

Du nimmst durch eine veränderte Ernährungsweise weniger Energie auf als dein Körper benötigt. Das schaffst du, indem du einfach immer nur so viel Nahrung zu dir nimmst, um gerade satt zu werden. Es sollte also ***immer ein gewisses „Hungergefühl"*** zurückbleiben.

Oder aber du wählst die andere Variante. Das bedeutet, dass du eine negative Kalorienbilanz anstrebst. *Du verbrauchst mehr Energie als dein Körper an Fett, also Energie, abspeichert.* Dafür bieten sich natürlich ***alle Arten von sportlicher Betätigung*** an. Wie weiter unten erläutert, hilft es aber auch, sich ganz einfach mehr Bewegung im Alltag zu verschaffen.

Um es noch einmal zu verdeutlichen. Es geht also darum entweder:

- **weniger Energie aufzunehmen**

oder

- **mehr Energie zu verbrauchen**

Das sind die beiden Varianten, die sich aus deinem Fettstoffwechsel ergeben. Die Energie, die du in Form von Nahrung zu dir nimmst, wird heute in der Regel in **Kalorien** gemessen.

Dabei ist es zur Veranschaulichung wichtig zu wissen, dass eine Kalorie (bzw. Kilokalorie) jene Menge an Energie bezeichnet, mit der du ein Liter Wasser von 15 °C auf 16 °C erwärmen kannst. *Mit einer Kalorie kannst du also mit anderen Worten 1 Liter Wasser um 1 Grad erwärmen.*

Ein Vergleich: ***Die empfohlene Kalorienmenge für einen durchschnittlichen Erwachsenen liegt zwischen 2200 und 2500 Kalorien pro Tag.*** Stelle dir nun vor, wie viel Wasser du damit erhitzen könntest bzw. wie weit ein Liter Wasser mit der Energie erhitzt werden könnte, die du täglich über deine Nahrung zu dir nimmst. Du könntest das Wasser zum Brodeln bringen. Und dabei werden die obigen Werte durch die westliche Lebensweise in der Regel weit überschritten.

Diese gewaltige Energiemenge wird nun in deinem Körper gespeichert. Überflüssige **Fetteinlagerungen** entstehen, sofern du die entstandene Energie nicht wieder umsetzen kannst, d. h. dich z. B. ausreichend bewegst.

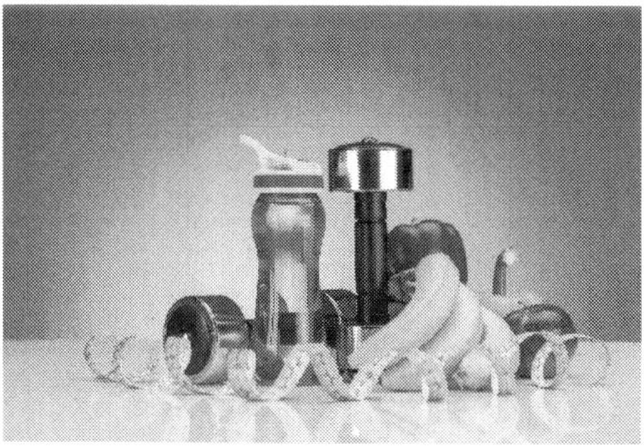

Der ganzheitliche Ansatz, den du zum Abnehmen im Allgemeinen und zur Eliminierung deines Bauchspecks im Besonderen, verfolgen solltest, schließt darum die zwei Komponenten **Ernährung und Bewegung** mit ein. Kein erfolgreiches, dauerhaftes und vor allem auch „***natürliches***" Abnehmen ohne eine gesunde Ernährung und ausreichend körperliche Bewegung.

2. Wie du Fett verbrennen kannst

Es dürfte klar geworden sein, dass man auf relativ einfache Art und Weise auf natürliche Weise abnehmen, also Fett verbrennen kann. ***Umständliche und nicht selten kostspielige Diäten sind eigentlich gar nicht notwendig.***

❖ Tägliche Bewegung

Viele Menschen mögen fälschlicherweise anderer Meinung sein, aber dein Körper beginnt schon bei geringfügiger körperlicher Bewegung damit an seine Fettdepots zu gehen und aus ihnen Energie abzuziehen. Früher war man tatsächlich der Ansicht, der Körper würde erst bei Belastungen von über 30 Minuten damit beginnen Fett abzubauen.

Heute weiß man darüber mehr. ***Du baust bereits in den ersten Minuten einer körperlichen Belastung Fett ab.*** Schon beim einfachen Gehen verwendet dein Körper seine Fettreserven als Energiespender für anstehende Anstrengungen.

Aus diesem Grunde ist Gehen eine optimale Möglichkeit, ohne große Mühe Fett zu verbrennen. Aber natürlich auch Laufsport oder Walken sind geeignete Möglichkeiten, den lästigen Pfunden „zu Leibe“ zu rücken.

Wenn du abnehmen willst, musst du dich also nicht in ein Fitness-Center mühen. Du musst auch nicht damit anfangen, eine Sportart zu betreiben. Obwohl das natürlich immer noch eine sehr gute Variante zu einer erfolgreichen und dauerhaften Gewichtsreduktion ist.

Es gibt viele, vielleicht „ungeahnte“ Möglichkeiten sich im Alltag mehr Bewegung zu verschaffen. Wenn du einkaufen musst, lass das Auto stehen. Alle kürzeren Gänge können *zu Fuß* erledigt werden. Gehen ist die einfachste Methode abzunehmen.

Wenn du z. B. nach einem Einkauf mit deinen schweren Einkaufstüten nach Hause kommst, lohnt es sich auf den Fahrstuhl zu verzichten. Nimm stattdessen die *Treppe*. Gewiss, das ist schweißtreibend. Aber genau darum geht es. *Du solltest deinen Körper nach Möglichkeit immer ein wenig mehr belasten, als du es als „angenehm“ empfindest.*

Wenn du z. B. oft mit der Bahn oder dem Bus unterwegs bist, kannst du es dir zur Regel machen immer ein oder zwei Stationen vor deinem Ziel auszusteigen und den Rest zu Fuß zu gehen. Damit integrierst du deine Bemühungen abzunehmen ganz „***organisch***“ in deinen Tagesablauf.

Wenn du im Büro arbeitest, verzichte ab und zu auf das übliche Plaudern mit deinen Arbeitskollegen und mach einen Spaziergang. Bewegung summiert sich. Wenn es dir aus welchen Gründen auch immer schwerfällt regelmäßig zu joggen oder sonst wie sportlich aktiv zu sein, denke immer daran, dass jede Gelegenheit zählt, bei der du dich mehr bewegst als sonst. Beim Telefonieren z. B. kannst du ab und zu aufstehen und durch den Raum gehen.

❖ Schritte zählen

Es mag merkwürdig klingen, aber das Zählen der Schritte, die man täglich zurücklegt, hat einen tieferen Sinn. Zum einen bleibst du dir deines Vorhabens abzunehmen immer bewusst; zum anderen wirst du um deine Bemühungen um weniger Fett am Körper nur bestärkt, wenn du siehst, wie viele Kilometer du täglich zurücklegst. ***Mediziner empfehlen, dass ein durchschnittlicher Erwachsener 10.000 Schritte am Tag zurücklegen soll.***

Hältst du dich daran und gehst du am Tag 10.000 Schritte, kommst du umgerechnet und abhängig von deiner Schrittlänge auf 6–8 Kilometer. Das klingt mehr, als es ist, denn auch sämtliche Wege, die man z. B. in der Wohnung zurücklegt, zählen mit. *Wenn es um die Fettverbrennung geht, bedeuten 10.000 Schritte die Abnahme von 500 Kalorien.*

Die **positiven gesundheitlichen Effekte des Gehens** werden von vielen Menschen in der Regel leider nur wenig beachtet. Gehen kann durchaus auch reguläre sportliche Aktivitäten ersetzen. Wenn du z. B. 60 Minuten lang in normalem Tempo mit dem Fahrrad unterwegs bist, entspricht das bereits 7.500 Schritten. *Wenn du z. B. 60 Minuten joggst, bringt dich das abhängig von der Laufgeschwindigkeit auf ganze 12.500 Schritte.* Damit wäre dein Tagespensum erfüllt. Allerdings setzt eine Joggingeinheit von 60 Minuten schon so einiges an körperlicher Fitness voraus. Außerdem lässt es sich nicht reibungslos in jeden Arbeitstag integrieren.

Abnehmen sollte aber auch **Spaß** machen. Und es sollte vor allem „**automatisch**" ablaufen, ohne dass du dir große Gedanken oder gar Sorgen darum machen musst. ***Jeder Schritt, den du tust, ist wertvoll.*** Denke also immer daran, jede Möglichkeit, die sich dir im Alltag bietet, zu nutzen.

Gehen ist aber nicht nur gut für deine Fettverbrennung, es dient auch der allgemeinen Fitness und steigert dein *Wohlbefinden.* Außerdem kann es das Risiko senken, an *Altersdiabetes, Alzheimer oder Osteoporose* zu erkranken oder einen *Herzinfarkt* zu erleiden.

Da es zudem **Stress reduziert**, bietet es sich an nach der Arbeit am Abend einen

Spaziergang einzuplanen. Da es *Rückenschmerzen und Depressionen lindern* kann, gewährleistet tägliches Gehen in ausreichendem Maße auch einen *besseren Schlaf*.

Wenn du dich daran gewöhnt hast, täglich mehr auf deine Schritte zu achten, solltest du das Geh-Pensum pro Tag nach und nach erhöhen.

❖ Mehr Eiweiß

Achtest du darauf, dass du täglich genügend Eiweiß zu dir nimmst, unterstützt du den Aufbau deines Muskelgewebes. ***Und Muskeln sind wahre Fettfresser!*** Außerdem bleibst du bei einer eiweißreichen Nahrung länger satt, musst also weniger zu dir nehmen und reduzierst das Risiko, irgendwann „schwach" zu werden und dich falsch zu ernähren.

Ernährungsexperten empfehlen eine Eiweißzufuhr von täglich etwa 1,3 Gramm pro Kilo Körpergewicht. Bei einem Gewicht von 70 Kilo sind das immerhin über 90 Gramm Eiweiß. Die primäre gesunde Bezugsquelle für Eiweiß sind natürlich **Eier und Milchprodukte**, aber auch *Omeletts* und vor allem *weißes Fleisch, d. h. Huhn.* Aber auch *Sojaprodukte* kommen infrage.

❖ Kraftsport

Kommen wir zu der ***„klassischen" Sportart***, an die man denkt, wenn es darum geht, Bauchfett zu reduzieren. Die Meinungen zur Effektivität von Kraftsport für abnehmwillige Menschen gehen allerdings auseinander.

Kraftsport in einem Fitness-Center ist nicht jedermanns Sache. Wenn du nicht der Typ bist, der abends nach der Arbeit noch mal ins Fitness-Center geht, um was gegen seine Pfunde zu tun, kannst du auch zu Hause kraftsportlich tätig werden und dabei zwischen intensiven und weniger intensiven Kraftübungen variieren.

Das sollte *mehrmals die Woche* geschehen. Wenn du es nur zwei Mal pro Woche in deinen Tagesablauf integrieren kannst, dann solltest du ein **Ganzkörpertraining** absolvieren, um deine Abnehmbemühungen effizient voranzutreiben. Am besten ist es, *drei oder viermal pro Woche Kraftsporttraining* zu betreiben.

Dabei ist es empfehlenswert, zwischen Übungen für den *Oberkörper und Unterkörper* immer abzuwechseln. Auf alle Fälle sollte ein **konstanter Muskelanreiz** gewährleistet sein. Denn Muskeln sind wie Energie-Kraftwerke, die viele Kalorien verbrennen. Empfehlenswert sind z. B. 2–3 Übungen pro Muskel. Für jede Übung solltest du drei Durchgänge einplanen.

❖ Der Ausdauer-Faktor

Doch Kraftsporttraining im Kontext von Fettverbrennung ist ein durchaus *strittiges Thema.* Man denkt im Allgemeinen, Ausdauertraining mit viel Gewichten sei die effektivste Methode, um seine hartnäckigen Pfunde zu verlieren. Keine Frage, wer Gewichte hebt und sonstige sinnvolle Übungen absolviert, tut was gegen sein Fett.

Doch gibt es bessere Herangehensweisen an unsere Fettverbrennung?

Wie bereits weiter oben angeführt, sind sich viele ***Mediziner heutzutage einig, dass man mit kurzen und dafür intensiven Trainingseinheiten eine bessere Wirkung erzielen kann***. Denn dadurch wird unser Fettstoffwechsel, der oft „*eingerostet*" ist, angekurbelt.

Grundsätzlich werden beim sportlichen Training **Wachstumshormone** ausgeschüttet, die dazu führen, dass du in deinem Körper mehr Fett verbrennst. Wie Mediziner herausgefunden haben, gilt dabei das sogenannte ***Wachstumshormon HGH (Human Growth Hormon) als „Jungbrunnenhormon"***. Es fördert die Fettverbrennung im Körper auf erhebliche Weise. *Wenn du also über eine kürzere Zeit besonders intensiv trainierst, wird eine größere Quantität an solchen Wachstumshormonen freigesetzt.* Bei längerem Training, also bei Ausdauertraining, ist ihre Menge reduziert.

Die erhobenen medizinischen Daten, die heute zur Verfügung stehen, deuten in eine Richtung: Zwar erhöhen sich bei Kraftsport der Energie-Grundumsatz und die Muskelkraft und bei Ausdauertraining die sogenannte „aerobe“ Leistungsfähigkeit und es wird Körperfett reduziert, doch hat gezielt kombiniertes Training den Vorteil, alle Vorteile in sich zu vereinen. Auch wenn dies in einem geringeren Maße wie im Falle von Kraftsport und Ausdauertraining geschieht.

Kurz und intensiv ist also im Großen und Ganzen effektiver als lang und weniger intensiv. Doch was versteht man unter „intensiv“ in diesem Kontext?

„Intensives“ Training bedeutet, dass die **Körper- und Muskelleistung**, die erbracht wird, so hoch wie möglich ausfällt. Das wiederum heißt: Du solltest möglichst viel *schweißtreibende Körperarbeit* pro Übung und Zeiteinheit verrichten. Da bieten sich z. B. *harte Sprints* an, die man beim Jogging absolvieren kann; oder aber kurzes Trainieren mit *schweren Gewichten.*

Es ist wichtig zu wissen, dass sich die Menge der Wachstumshormone im Körper mit fortschreitendem Alter reduziert. Dafür nehmen wir in der Regel an Körpergewicht zu, je älter wir werden. Das dient als ein Hinweis dafür, dass das „Jungbrunnenhormon“ einen überaus großen Einfluss auf unseren Fettstoffwechsel ausübt.

Medizinische Studien haben zudem ergeben, dass Menschen, die sich regelmäßig einem Krafttraining unterziehen, über einen **höheren Testosteronspiegel** verfügen als andere. Testosteron ist das Hormon, das bei Männern für Muskelkraft mit nur wenig Fettanteilen und sexuelle Potenz steht. Auch Frauen besitzen dieses Hormon und profitieren in der Regel von einem leicht erhöhten Testosterongehalt im Blut.

Absolvierst du also intensive Trainingseinheiten, profitierst du von der vollen Aktivierung deiner Fettverbrennungshormone. Dadurch vergrößert sich deine Muskelmasse und dein Stoffwechsel wird in Gang gesetzt. Das wiederum bedeutet für dich, dass du durch deine körperlichen Aktivitäten mehr Energie verbrauchst, also abnimmst.

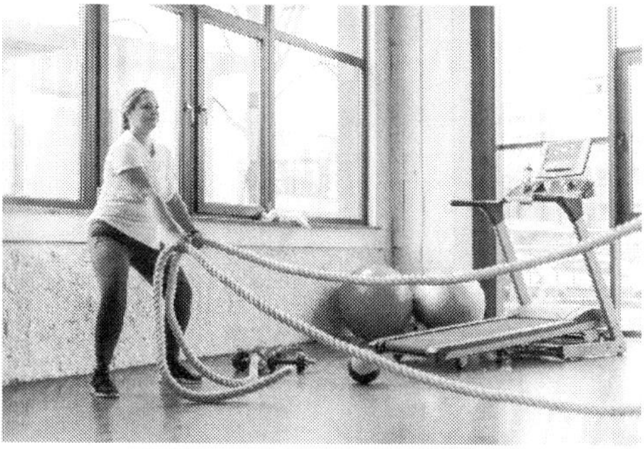

Wichtig ist es zu beachten, dass immer der ***gesamte Körper in Bewegung*** gesetzt wird. Es ist besser, 20–30 Minuten Vollgas-Übungen zu absolvieren als 60 Minuten nur halbherzig zu trainieren.

Viele Menschen beachten ihre Muskeln nicht weiter. Sie werden häufig als „gegeben“ betrachtet und in Hinblick auf den Fettstoffwechsel schon mal gerne „ignoriert“.

Unsere Muskeln schützen und stützen uns. Sie sind lebenswichtig. Hinzu kommt, dass die in den Muskelzellen enthaltenen Mitochondrien, die wie Energie-

Kraftwerke funktionieren, für entscheidende Prozesse der **Energiegewinnung** zuständig sind. Außerdem stellen sie deinem Körper **vitale Fettsäuren** zur Verfügung und verarbeiten diese als Energieträger.

Oft gehen Körper und Geist getrennte Wege. Darum ist es die primäre Aufgabe, deinen Körper soweit zu „lenken“, dass er dir die ungewollten und unschönen Fettpolster als Energie-Bezugsquelle zur Verfügung stellt. *Wie bereits festgestellt, geschieht dies, wenn du weniger Kalorien zu dir nimmst, als dein Körper eigentlich braucht.* Damit nötigst du deinen Körper an die Fettdepots zu gehen. Diese benötigte Energie zieht er dann zur Energiegewinnung in den Mitochondrien aus dem abgespeicherten Fett am Bauch, an der Hüfte, an den Beinen und am Po.

Dennoch kannst du es nicht weiter steuern, dass nur Fett aus den Körperreserven am Bauch abgezogen wird. Der Fettabbau findet dann nämlich **ganzkörperlich** statt.

Zusammenfassend kann Folgendes festgehalten werden:

Betreibst du ***regelmäßig Ausdauertraining***, kannst du damit auf effiziente Weise dein Körperfett reduzieren. Betreibst du Kraftsport, erhöhst du durch den neuen ***Muskelaufbau*** zudem auch deinen Kalorienbedarf. Doch das ist ein ***positiver Kalorienbedarf***. Du musst zwar mehr gesundheitsfördernde Nahrung zu dir nehmen, baust aber gleichzeitig auch Muskelmasse auf. **Du verlierst also Fett und nimmst an körperlicher Stärke zu.** Aus diesem Grunde sind beide Herangehensweise ideal, wenn man sie parallel in die Praxis umsetzen kann.

Wenn du hart und intensiv trainierst, um diese Effekte voll für dich zu nutzen, solltest du aber immer auf die **Ausführung der Übungen** achten. Wenn du die Übungen unsauber, d. h. unkorrekt durchführst, können nicht nur schnell Gelenkschmerzen auftreten und Zerrungen hervorgerufen werden, deine Muskeln werden auch schlechter trainiert. Im Umkehrschluss sind sauber ausgeführte Übungen mit weniger Gewicht weniger effektiv.

Grundsätzlich musst du dich aber in **Geduld** üben. Wer auf nachhaltige, gesunde Weise Gewicht verlieren und dabei die Figur halten will, sollte *Ausdauer und Disziplin* mitbringen. Damit lässt sich dann der sogenannte „**Jo-Jo-Effekt**" auch verhindern. Darum ist eine dauerhafte Umstellung deines Ernährungs- und Bewegungsverhaltens am besten, um die *Wunschfigur* zu erreichen.

❖ Der „FDH"-Trugschluss

Viele Menschen unterliegen dem Fehler zu denken, wenn sie dies oder das essen würden, bauen sie Bauchfett ab. Auch wenn man gesunde Lebensmittel wählt, die Pfunde am Bauch fallen dennoch nicht gleich weg.

Der Grund ist einfach: Fett verbrennen beruht auf dem ganz **persönlichen Energiehaushalt**, d. h. auf deinem individuellen Fettstoffwechsel. Ist dieser z. B. gestört, kann es zu ***verstärkten Fetteinlagerungen am ganzen Körper*** kommen.

Es gibt viele Faktoren, die dazu führen können, dass ein Fettstoffwechsel ineffizient ist. Häufig allerdings ist bereits die *Ernährung* der alles entscheidende Faktor, denn es gibt Nahrungsmittel bzw. Inhaltsstoffe in diesen Nahrungsmitteln, die unseren Stoffwechsel verlangsamen und ihn so aus dem Gleichgewicht werfen.

Jeder Mensch benötigt eine bestimmte Energiemenge pro Tag, was von vielen unterschiedlichen Faktoren abhängig ist. Nun könnte man der Ansicht sein, dass das berühmte **„FDH"-Prinzip („Friss die Hälfte")** Abhilfe schaffen könnte. Zu diesem Trugschluss kann man leider auch gelangen, wenn einem bewusst ist, dass man dem Körper weniger Energie zuführen sollte, als er eigentlich benötigt. Das mag irreführend klingen, ist aber so.

Unser Körper kann sich auf alle Situationen einstellen, so auch auf die plötzliche Nahrungsreduktion nach dem Motto „FDH".

Wer danach vorgeht, vergisst Folgendes:

Durch einen plötzlichen Nahrungsmittelverzicht wird ein extremes **Hungergefühl** ausgelöst, was Stress für unseren Körper bedeutet. Dadurch kommt es zu Stimmungsschwankungen bis hin zu Depressionen. Das sind vielleicht noch unmittelbare Folgen, mit denen man irgendwie klarkommen kann.

Die Natur allerdings lässt sich mit „FDH“ nicht so einfach austricksen. Sie hat unseren Körper derart programmiert, dass er bei einem plötzlichen Nahrungsmittelmangel ein „***Notfallprogramm***“ aktiviert. Das besteht darin, dass er die Fettverbrennung stoppt und sofort mit seinem Stoffwechsel herunterfährt. Und es tritt ein weiterer Effekt ein, der jedes sinnvolle Abnehmen eigentlich verhindert:

Da unser Körper seine Fettspeicher anlegt, um in Mangelzeiten überleben zu können, werden die Fetteinlagerungen mit Aktivierung des „Notfallprogramms“ geschützt. Dabei geht unser Körper in einen ***Energiesparmodus*** über und beginnt all jenes zu verbrennen, was für ihn in dieser Ausnahmesituation einen „unnötigen“ und „verzichtbaren“ Luxus darstellt. Das ist deine Muskelmasse!

Wer „FDH“ praktiziert, nimmt zwar etwas ab, allerdings auf Kosten der überaus wichtigen Muskelmasse. Du verlierst mit „FDH“ also Muskeln, dein Körper schlafft ab. Fett wird mit „FDH“ nur in sehr geringen Mengen reduziert.

❖ Du bist, was du isst.

Wenn du eher zu den Menschen gehörst, die nicht sehr sportlich sind oder in deren Tagesablauf sich sportliche Aktivitäten nur mühsam integrieren lassen, kannst du immer noch auf die **Umstellung deiner Ernährung** zurückgreifen, um deinem Ziel Bauchspeck zu verlieren näher zu kommen.

Überhaupt erachten viele Mediziner eine richtige, ausgewogene und gesunde Ernährung vor allen anderen Maßnahmen als ***primäres Mittel zur Gewichtsabnahme***. Mit anderen Worten ist es möglich mithilfe bestimmter Nahrungsmittel die Fettverbrennung deines Körpers positiv zu beeinflussen. In der Regel muss man dafür seine *Ernährung umstellen*, denn nur relativ selten entspricht die Normalernährung auch den Kriterien, die hier anzusetzen sind.

Eine Ernährungsweise, die sich sehr gut eignet, ist die sogenannte „Low Carb“-Methode. **„Low Carb“** steht dabei für **„wenig Kohlenhydrate“**. Die Bezeichnung ist gleichzeitig Programm. Mit dieser Methode nimmst du weit weniger Kohlenhydrate zu dir als normalerweise. Überhaupt hängt das Problem der Fettbildung stark mit kohlenhydrathaltiger Ernährung zusammen.

Es gibt heute zahlreiche kohlenhydratarme Diätformen. Sie reichen von *Atkins* über *Paleo* bis hin zu *Dukan*. Einmal werden Kohlenhydrate ganz untersagt, ein anderes Mal werden die Kohlenhydrate nur reduziert. Dabei werden sie durch eiweiß- und proteinreiche oder auch fetthaltige Nahrungsmittel ersetzt. Das mag merkwürdig klingen, geht es doch um

Fettverbrennung. Doch da es wie oben erläutert nicht um das Fett selbst, sondern um die individuelle Energiebilanz bzw. Kalorienzufuhr geht, ist ***Fett per se grundsätzlich nicht verboten***.

Die Theorie, die hinter den „Low Carb"-Diäten steckt, geht davon aus, dass unser *Körper bei einer kohlenhydratarmen Kost mehr Fett aus der Nahrung verbrennt.* Können die Kohlenhydrate ausreichend reduziert werden, aktiviert der Körper das bereits erwähnte „Notfallprogramm" und bedient sich seiner Fettdepots, um Energie zu beziehen.

Der Nachteil besteht in dem ebenfalls erwähnten ***Muskelabbau***. Die Ernährungswissenschaftlerin *Dr. Anette Buyken* erklärt dazu:

„Eine feste Definition, wie viele Kohlenhydrate bei einer Low Carb Diät erlaubt sind, gibt es nicht."

Es gibt allerdings einen Richtwert, nach dem sich viele „Low Carb"-Anhänger richten. Er beträgt ***20–50 Gramm Kohlenhydrate täglich***.

Doch das ist nicht viel, bedenkt man, dass bereits 100 g Pflaumen 10 Gramm Kohlenhydrate enthalten. 100 g gekochter Reis hat schon 24 Gramm und eine einzelne Laugenstange kommt mit 45 Gramm bereits an das tägliche Limit heran.

Es dürfte klar sein, welche Lebensmittel untersagt sind: Reis, Nudeln, Kartoffeln, Brot, aber auch Obst. Außerdem natürlich auch Dinge wie Kekse, Schokolade, etc. Auf einer „Low Carb"-Diätliste sind eigentlich unsere ***Hauptnahrungsmittel*** zu finden, also Kartoffeln, Nudeln und Reis. Aus diesem Grunde gestaltet sich eine solche Diät auch nicht so einfach. Weiteres zur „Low Carb"-Methode und Empfehlungen weiter unten.

Kohlenhydrate sind ernährungswissenschaftlich eine zwiespältige Angelegenheit. Mit kohlenhydratreichen Nahrungsmitteln kann man seinen Körper zwar schnell und effektiv mit Energie versorgen. Doch man muss ständig nachlegen. *Fällt nämlich der*

Blutzuckerspiegel zu tief, ist ein neues Hungergefühl die Folge. Dadurch ist man genötigt, ständig Nahrung zuzuführen und somit seine Kalorienzufuhr ebenfalls zu erhöhen.

Genau das aber wird nicht gewollt. Um seinen Blutzuckerspiegel konstant zu halten, muss unser Körper Insulin ausschütten, was sich wiederum negativ auf die Fettverbrennung auswirkt. ***Wählst du deine Lebensmittel gezielt aus, kannst du dagegen die Fettverbrennung in deinem Körper beschleunigen.***

❖ Was hilft beim Fettabbau?

Man könnte denken, dass Fett grundsätzlich kontraproduktiv für unsere Körper ist, wenn wir Fett verbrennen wollen. Doch das stimmt nicht.

Fett ist nicht per se ungesund und es macht auch nicht per se dick. Es sind leider vor allem die vielen **Kohlenhydrate** in vielen Hauptnahrungsmitteln der heutigen Zeit, die für die Gewichtszunahmen verantwortlich zu machen sind.

Willst du deine Fettverbrennung beschleunigen, solltest du auf **eiweißhaltige Nahrungsmittel** setzen, wie z. B.:

- Fleisch
- Fisch
- Eier
- Käse & Co.

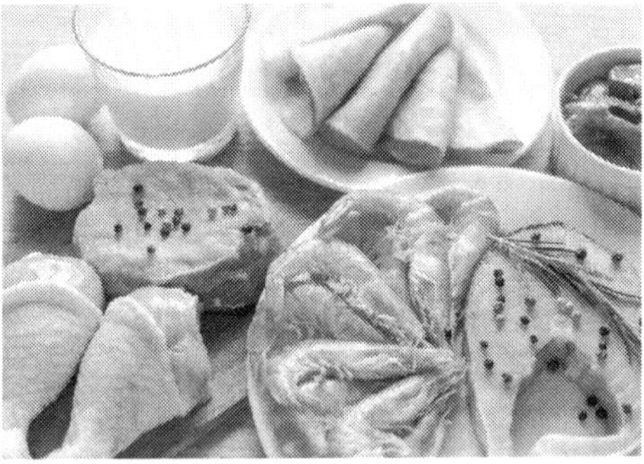

Eiweiß ist zum einen wichtig für den Aufbau deiner Körperzellen. Das Muskelgewebe profitiert davon. Eiweiß setzt auch einen Prozess in Gang, den man gemeinhin als „Thermogenese" bezeichnet. *Was ist das?*

„Thermogenese" ist der Prozess der *Wärmebildung*, die durch deinen Stoffwechsel ausgelöst wird. Sie steht deinem

Körper bei der Fettverbrennung unterstützend zur Seite. *Bei der Thermogenese wird alle überschüssige Energie im Körper verbrannt, wodurch Wärme entsteht.* Das dient dem **beschleunigten Fettabbau**. Neben den weiter oben bereits genannten Möglichkeiten, die thermogenetischen Prozesse im Körper zu unterstützen (z. B. Ausdauertraining und Kraftsport), ist es vor allem die **Nahrung**, die deinen Körper zum Schwitzen und zu einem höheren Energieverbrauch bringen kann.

Es dürfte klar sein, dass dieser Effekt besonders durch scharfe Speisen oder Zutaten erreicht wird. ***Dein Essen muss richtig scharf sein.*** *Knoblauch* ist bei vielen Speisen heutzutage gang und gäbe. Allerdings sind *Chili, Senf, Ingwer und Cayenne-Pfeffer oft noch wirkungsvoller.* Es kann natürlich sein, dass ein echtes indisches Curry-Gericht nicht so ganz dein Geschmack ist.

„Scharf" essen bedeutet für die Thermogenese nicht, dass Gewürze wie Chili, Kreuzkümmel oder Cayenne-Pfeffer in großen Mengen in den Speisen landen müssen. *Es reichen schon kleine Mengen im Essen.* Wenn du allerdings einen empfindlichen Magen hast und des Öfteren an Verdauungsstörungen leidest, solltest du auf solche Gewürze verzichten.

Es gibt noch einen anderen Weg, die Thermogenese in deinem Körper anzukurbeln: ***Wasser***.

Tatsächlich ist es empfehlenswert seine 3 Litern Wasser am Tag mit Eiswürfeln zu versehen. *Dein Körper benötigt eine nicht zu unterschätzende Menge an Energie, um trotz des eiskalten Getränks seine Temperatur auf einem konstanten Wert zu halten.* Dabei ist es ein schöner „Nebeneffekt" gewissermaßen, dass eiskaltes Wasser den berüchtigten ***Heißhungerattacken*** entgegenwirkt.

Es ist aber auch möglich, auf ***bestimmte Gemüsesorten*** zurückzugreifen.

Folgende Sorten z. B. stehen im Ruf, thermogenetische Prozesse positiv zu beeinflussen:

- Kohl, wie Blumenkohl oder Rosenkohl
- Sellerie
- Brokkoli

Auch Liebhaber von süßen Sachen können auf ihre Kosten kommen. Zimt ist z. B. eine bekannte Geheimwaffe im Kontext der Thermogenese. Natürlich solltest du auf Obst, wie Beeren und Äpfel, auch nicht verzichten. Sie aktivieren ebenfalls thermogenetische Prozesse in deinem Körper.

Die Überraschung für viele Abnehmwillige dürfte sein, dass auch Fett den Fettabbau unterstützt. Es sollte darum in deiner täglichen Ernährung nicht vergessen werden.

Einfach und mehrfach gesättigte Fettsäuren sind gesund. Sie sind z. B. zu finden in:

- Fettigem Fisch, wie z. B. Lachs (aber auch in weniger fettigen Fischsorten)
- Nüssen

- Olivenöl
- Leinöl

Ungesättigte Fettsäuren, die ebenfalls gesund sind, findest du z. B. in:

- Rindfleisch
- Schweinefleisch
- Butter (nicht in Margarine!)

Wenn du deine Ernährung nur auf mehr Eiweiß und Fett umstellst, sollte das bereits bewirken, dass du *Fett und lästiges Gewicht verlierst.*

❖ Verändere dich!

Die hier vertretene ***ganzheitliche Herangehensweise an das Problem der Gewichtsabnahme*** schließt einen entscheidenden Faktor mit ein:

Das Mindset!

Das ist deine persönliche Einstellung, deine Attitüde. *Körper und Geist gehören zu-*

sammen. Auch wenn der Körper manchmal seine eigenen Wege zu gehen scheint oder gehen will, unser Geist sollte ihn immer lenken können.

Es ist natürlich wichtig zu wissen, was es mit der Fettbildung und mit dem Fettabbau medizinisch auf sich hat und wie die Fettverbrennung des Körpers funktioniert. Doch noch wichtiger ist es, diese Kenntnisse **erfolgreich umzusetzen**. Zwischen Erfolg und Misserfolg einer Diät entscheidet letztlich immer dein Kopf. *Wenn du nicht mental bereit bist, eine ganzheitliche Lebensweise als dauerhafte Grundlage für ein reduziertes Körpergewicht anzunehmen, wird der Bauchspeck bleiben.* Die richtige Ernährung und die richtige körperliche Betätigung erfordern eine gewisse **Disziplin**, die ohne das entsprechende Mindset nicht durchzuhalten ist.

Die Aktion, der **Wille**, das Problem des Gewichts anzugehen und zu handeln, zählt am meisten. *Dafür musst du alte Gewohnheiten aufbrechen und verändern.* Die schlechte Ernährung muss der Vergangenheit angehören. Denn sie ist in der

Regel dafür verantwortlich, dass der Körper zu viel Fett ansetzt.

Eine besonders schlechte Angewohnheit, die der heutigen schnelllebigen Zeit zu Schulden ist, ist die ***Essgeschwindigkeit***. Viele Menschen essen zu schnell und dadurch auch viel zu viel. *Langsamer essen bedeutet, dem Körper die Möglichkeit einzuräumen, richtig zu verdauen.* Oder aber es ist der Snack am späten Abend, die Tafel Schokolade vor dem Schlafen gehen. All das lässt sich ändern. Auf den Snack kannst du verzichten, wenn du weniger Kohlenhydrate zu dir nimmst, die dich zu immer mehr Nahrungsaufnahme nötigen. Und die Schokolade kannst du durch einen Tee ersetzen. Das sind nur einige Beispiele.

Auf alle Fälle solltest du nie den ***Spaß am Abnehmen*** verlieren. Viele Diäten, die angeboten werden, scheinen den Spaßfaktor kategorisch auszuschließen. Sie sind in ihrer Anlage zu starr. Obwohl sie zur Fettverbrennung führen, zwängen sie dich in einen bestimmten vorgefertigten Rahmen. *Doch dieser Rahmen passt nicht für jeden,* *der abnehmen will.* Wenn du dein Bauchfett loswerden oder einfach nur deinen Fettstoffwechsel auf Vordermann bringen willst, dann solltest du wie folgt vorgehen:

- Suche dir eine Sportart, die dir Spaß macht und die du gut und problemlos in deinen Alltag integrieren kannst.
- Nimm Nahrungsmittel zu dir, die Fett verbrennen UND dir auch schmecken.

Allein mit dieser ***zweiteiligen Strategie*** kannst du deinen Körper nachhaltig verändern, Gewicht abnehmen und dabei noch Spaß haben.

Speck weg mit gesunder Ernährung

Nach Erläuterungen zu Fett, Fettsäuren, Fettstoffwechsel, Energiebilanz, Thermogenese, etc. kommen wir nun zu dem, wovon viele Mediziner behaupten, es sei immer noch **der wichtigste Abnehm-Faktor: die Ernährung.**

Wer an gesunde Ernährung denkt, denkt zumeist sofort an strenge Diäten. ***Diäten*** sind natürlich eine Option. Es gibt sehr viele Diäten, die sich allerdings über einen mehr oder weniger ***festgelegten Zeitraum*** erstrecken.

Dabei läuft der Abnehmwillige Gefahr, nach vollendeter Diät den ***Jo-Jo-Effekt*** zu erleben, und zwar ganz zu seinem oder ihrem Verdruss. Das bedeutet, du nimmst nach der Diät plötzlich so viel zu dir, dass du wieder auf das Ausgangsgewicht vor deiner Diät kommst oder dieses Gewicht sogar überschreitest. Viele Menschen geben sich dann selbst die Schuld, was falsch ist. Es liegt an der Diät.

Wer Gewicht abnehmen will, sollte ganzheitlich denken und darum nachhaltig und dauerhaft Gewicht verlieren wollen. Der Gewichtsverlust darf nicht auf einen bestimmten Zeitraum begrenzt sein. Diese Art von fragmentiertem Denken passt zwar in die schnelllebige Konsumwelt, jedoch nicht in die Welt unseres Körpers und seiner Natur.

1. Paleo-Diät

Weiter oben fiel bereits der Begriff „**Paleo**", was sich auf die sogenannte **„Steinzeit"-Diät** bezieht, die seit nicht allzu langer Zeit in aller Munde zu sein scheint. Dabei ist der Begriff „Steinzeit" Programm. Er bedeutet schlichtweg, dass der Abnehmwillige alles das in seiner Ernährung weglassen soll, was unseren Vorfahren in der Steinzeit „unbekannt" war.

Die Steinzeit-Diät beruht auf ***zwei Kernerkenntnissen der Ernährungswissenschaftler***. Erstens, dass sich der menschliche ***Verdauungstrakt seit 10.000 Jahren nicht verändert*** hat und wir noch immer den Magen und den Darm unserer Vorfahren in uns haben. Zweitens, dass zwischen 70 und 80 % der im normalen Supermarkt erhältlichen ***Produkte für unseren Verdauungstrakt gar nicht geeignet*** sind. Das sind z. B. alle Arten von Getreideprodukten, die die Steinzeitmenschen nicht zu sich nahmen, weil es noch keine Landwirtschaft gab.

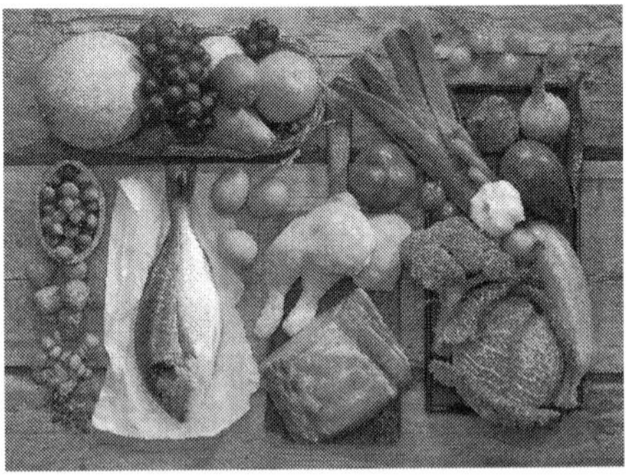

Kurz gesagt bedeutet Paleo-Diät, dass du Fleisch, Fisch, Obst und einige Gemüsesorten zu dir nehmen kannst. So steht bei der Paleo-Diät schon mal ein Gericht auf dem Speiseplan, das aus nichts anderem als einem großen T-Bone-Steak mit Waldbeeren besteht.

Damit näherst du dich interessanterweise jenen Empfehlungen zur Ernährungsweise an, die weiter oben bereits ausgesprochen wurden. *Fette und Proteine, die in Fleisch und Fisch vorhanden sind, stellen wertvolle Ernährungsbausteine dar, wenn alles andere auch stimmt.* Das ist immer zu betonen.

Die Menschen der Steinzeit hatten überaus **viel Bewegung am Tag**, sie mussten alles zu Fuß oder mit der Hand verrichten. Das war viel mehr Bewegung, als man im Normalfall heutzutage bekommen kann. Und natürlich mussten sich unsere steinzeitlichen Vorfahren nicht über zu viel Bauchspeck beklagen. *Das berühmte „Sixpack“ war vermutlich ein Zeichen der Kultur.*

Die Paleo-Diät eignet sich gut für jemanden, der eine **natürliche Diätform** wählen will. Eigentlich kommt sie damit einer anderen bereits erwähnten Form der Diät, nämlich der „Low Carb“-Methode sehr nahe. Man könnte vielleicht sogar sagen, dass die Steinzeit-Diät trotz – oder gerade wegen! – ihrer Bezeichnung als richtungsweisender **„Überbegriff für eine gesunde Ernährungsform** stehen könnte.

Was sie weglässt, ist das, worum es beim Abnehmen geht. Denn es sind gerade die Kohlenhydrate, die z. B. in Brot und Nudeln reichlich vorhanden sind. Brot und Nudeln aber sind ausgerechnet zwei der „Standbeine" der heutigen Ernährung in den westlichen Gesellschaften.

Das menschliche Verdauungssystem ist in seiner heutigen Form vermutlich mehrere zehntausend Jahre alt. Offenbar ist es ein **Erfolgsmodell**, andernfalls wäre es von der Natur bereits verändert worden. *Richten wir uns also nach der Natur, leben wir ganzheitlich mit ihr.* Das ist die beste Voraussetzung für dauerhaftes Abnehmen.

Der Verdauungstrakt steht im Fokus, wenn es um den Stoffwechsel geht, und dieser ist der Motor für die Fettverbrennung in unserem Körper. Bei vielen Menschen ist wegen ihrer falschen Ernährung der Stoffwechsel gewissermaßen „eingeschlafen". *Zur falschen Ernährung zählt auch, wenn man zu wenig oder zu* *unregelmäßig Nahrung aufnimmt.* Ebenfalls ein Ernährungsfluch unserer Zeit.

Wir opfern gerne die Ernährung zugunsten des meistens unnötigen, überflüssigen **Alltagsstresses**. Die vitale effiziente Fettverbrennung wird blockiert. Fett verbrennen, ohne der Muskelmasse zu schaden, ist aber nur möglich, wenn der **Stoffwechsel** in Gang gesetzt ist.

2. Tipps zum ganzheitlichen Abnehmen

Aus obigen Gründen heraus musst du immer auf das achten, was du zu dir nimmst. Deine Nahrung sollte deinem Stoffwechsel immer „gnädig" gesonnen sein und ihn am Laufen halten. Auch wenn du keine Paleo-Diät machen solltest, halte dich an folgende **Grundregeln**:

- Jeden Tag gesunde und vor allem vollwertige Kost.
- Errechne deinen Kalorienbedarf und esse nur „genügend".

- Wähle immer Lebensmittel mit hohem Nährstoffgehalt.
- Bewege dich regelmäßig. Kraftsport ist eine Option.
- Bereite nach Möglichkeit immer scharfe Speisen zu.
- Kaufe scharfe Lebensmittel und Gewürze ein.
- Versuche, ausreichend Schlaf zu bekommen.
- Trinke Tee, am besten eignet sich grüner Tee.

Wie auch bei einer Paleo-Diät solltest du darauf achten, möglichst **unverarbeitete Lebensmittel** zu kaufen. Diese bekommt man am besten in entsprechenden Einzelhandelgeschäften oder aber auch am Gemüsestand oder an den Frischetheken der Supermärkte.

Bio ist schön und immer empfehlenswert, belastet aber auch das Portemonnaie. Dieser Aspekt wird leider bei vielen Bio-Empfehlungen unberücksichtigt gelassen.

Es reichen auch ausgewählte **Produkte aus herkömmlicher Zucht oder Haltung**.

Zu wenig zu essen, ist schlecht, da der Körper wie schon angesprochen in einen *Notfallmodus* verfällt und seine Energie hauptsächlich auf die lebenswichtigen Organe wie Herz, Gehirn, Lunge, etc. konzentriert. Auch das ist nicht gut für den Stoffwechsel.

Eine Diät, bei der man ständig an die Diät denken muss, indem man z. B. seine Kalorien zählt, mag für so manchen Menschen nur *nervenaufreibend* sein. Dabei kann man schnell die Lust und dann den roten Faden seiner Diät verlieren.

Nachstehend darum 8 Tipps, wie du abnehmen kannst, „ohne“ täglich deine Kalorien zählen zu müssen:

1. Kein Getreide, sondern Eier

Das **Frühstück** wird von vielen Menschen mit Recht als die wichtigste Mahlzeit des Tages betrachtet. Frühstücken wir gut, gehen wir zufrieden aus dem Haus und der Arbeitstag kann beginnen.

Doch wie sieht ein effektives Frühstück aus. Es ist empfehlenswert, keine Getreideprodukte zum Frühstück zu sich zu nehmen. Stattdessen solltest du **Eier** essen. *Entweder gekocht, als Rühreier oder als Omelette mit frischen Kräutern.* Es gibt Studien, die belegen, dass Eier am Morgen dem Körper helfen Fett abzubauen. Außerdem sind Eier lang anhaltend *sättigend*, sodass du bei der nächsten Mahlzeit gegen Mittag automatisch weniger essen musst.

In einer Studie mit 152 übergewichtigen Männern und Frauen, die in zwei Gruppen aufgeteilt wurden, kam man zu erstaunlichen Ergebnissen. Dabei bekam die eine Gruppe Eier als Frühstücksspeise, die andere bekam Bagels, eine Art Brötchen. Die Teilnehmer beider Gruppen waren auf Diät. Nach 8 Wochen hatten die Teilnehmer der Gruppe, die Eier zum Frühstück hatten, deutlich mit ganzen 65 % Gewichtsverlust deutlich mehr abgenommen als die

„Bagel-Gruppe“. *Der Verlust an Körperfett betrug bei der „Eier-Gruppe sogar 16 %.*

Obwohl man früher aufgrund fehlerhafter Beurteilungen anderer Ansicht war, gehören Eier heute zu den gesündesten Lebensmitteln überhaupt. Das betraf besonders den Cholesterinwert. *Heute weiß man, dass Eier diesen Wert nicht in die Höhe treiben und auch nicht für Herzkrankheiten verantwortlich zu machen sind.*

2. Kleine Teller nehmen

Dies ist mehr ein **Psycho-Trick** als alles andere. *Aber er wirkt.* Wie du weißt, ist es am schwersten gegen die **Essgewohnheiten** anzukämpfen. Auch wenn du es dir vornimmst, es klappt oft einfach nicht. Schuld daran sind tatsächlich das Gehirn und das *Mindset.*

Du musst es austricksen. Es muss denken, dass du mehr isst. Das erreichst du, indem du **kleinere Teller** verwendest und ihm so suggerierst, du würdest mehr essen. Anders herum: *Je größer der Teller,* *desto mehr denkt dein Gehirn, dass du zu wenig gegessen hast.* Außerdem kommt noch folgender Effekt hinzu: Wenn ein großer Teller voll ist, will das Gehirn automatisch, dass du diesen Teller leer machst. Du magst dir zwar sagen wollen, das „sei aber viel", dennoch aber wirst du dich dabei ertappen, dass du versuchst, den Teller trotzdem aufzuessen.

3. Mehr Proteine

Lebensmittel, in denen viele **Proteine** enthalten sind, **helfen dir beim Abnehmen**. Es gibt leider die irrige Ansicht, dass Proteine das Kalzium aus den Knochen ziehen würden. Das konnte widerlegt werden. *Eine proteinreiche Ernährung kurbelt die Fettverbrennung an und unterdrückt gleichzeitig das Hungergefühl.*

Außerdem sind Proteine gut für den **Muskelaufbau**. Das Muskelgewebe ist laufend metabolisch aktiv und profitiert von der Zufuhr von Proteinen. Proteine sind also in jedem Falle lebensnotwendig. *Tatsächlich sogar verbraucht dein Körper sogar mehr Kalorien, wenn er Proteine verdauen* *muss.* Für Fette und Kohlenhydrate wendet er dagegen weit weniger Energie, also Kalorien auf.

In einer Studie konnte gezeigt werden, dass man 441 weniger Kalorien aufnimmt, wenn man seine Eiweißzufuhr um 30 % steigert.

Der einfachste Weg für eine erhöhte Proteinzufuhr ist der Verzehr von **Fleisch, Fisch und Eiern**. Studien haben ergeben, dass die Effekte von Proteinen auf unseren Stoffwechsel nicht geschlechtsspezifisch sind. Das bedeutet für Mann und Frau, dass man viele Proteine zu sich nehmen kann, um effektiv abzunehmen.

4. Viel Ballaststoffe bei niedriger Energiedichte

Eine weitere Möglichkeit abzunehmen, ohne tagtäglich mühsam jede Kalorie zählen zu müssen, ist der Verzehr von Nahrungsmitteln mit einer **niedrigen Energiedichte**.

Was bedeutet das?

Nahrungsmittel, die eine niedrige Energiedichte aufweisen, sind Nahrungsmittel mit einem gleichzeitig **hohen Wasseranteil**. Das sind z. B. Gemüse und bestimmte Obstsorten, aber auch Suppen. Zahlreiche Studien belegen, dass Menschen eher Gewicht abnehmen, wenn sie auf Lebensmittel mit niedriger Energiedichte zurückgreifen.

Gemüse verfügt nicht nur über eine niedrige Energiedichte, sondern hat auch viele **lösliche Ballaststoffe**, was wiederum einen Gewichtsverlust begünstigt. Doch es gibt noch einen weiteren Vorteil von löslichen Ballaststoffen: Sie werden im Darm durch eine Bakterienart zerlegt, die auch die Fettsäure Butyrate bildet. Diese wiederum soll positive Effekte auf Fettleibigkeit haben.

Grundsätzlich wirst du mit Nahrungsmitteln, die eine niedrige Energiedichte haben, schneller **satt**. Gleichzeitig nimmst du nur geringfügige Mengen an Kalorien zu dir.

Eine Kombination, die auch wesentlicher Bestandteil der Paleo-Diät ist, erweist sich darum als besonders empfehlenswert:

Verbinde tierische Produkte, die reich an Proteinen sind (insbesondere Fisch), mit pflanzlichen Nahrungsmittel, die eine niedrige Energiedichte aufweisen.

5. Weniger Kohlenhydrate

Die wahrscheinlich effektivste Lösung, um Gewicht zu verlieren, besteht darin, die **Zufuhr von Kohlenhydraten drastisch zu reduzieren**.

Studien haben immer wieder belegen können, dass Menschen, die die „Low Carb"-Methode verfolgten, automatisch viel weniger Kalorien zu sich nahmen. In einer der erwähnten Studien teilte man 53 übergewichtige Frauen in zwei Gruppen auf. Über einen Zeitraum von 6 Monaten nahm die eine Gruppe weniger Kohlenhydrate, die andere weniger Fett zu sich. *Die Frauen, die weniger Kohlenhydrate zu sich nahmen, verloren zweimal so viel Gewicht als die andere Gruppe.* Dabei betrug der durchschnittliche Gewichtsverlust etwa 8,5 Kilogramm. Die Teilnehmer der anderen Gruppe nahmen nur durchschnittlich etwa 3,9 Kilogramm ab.

Lässt du Kohlenhydrate beim Essen weg, fördert das dein Vorhaben abzunehmen.

Gleichzeitig kannst du aber solange essen, bis zu gesättigt bist. Mehr zur „Low Carb"-Diät weiter unten.

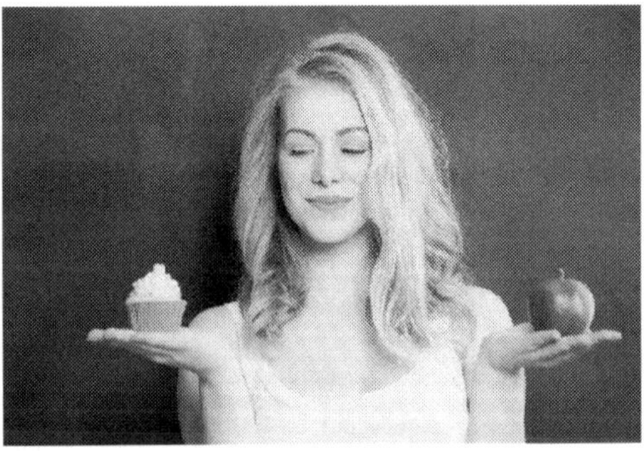

Verzichten solltest du auf folgende Lebensmittel:

- Süßigkeiten
- Limonaden, Softdrinks
- Brot

- Pasta
- Kartoffeln
- Alkohol

Dieses sind interessanterweise auch Nahrungsmittel, die unseren steinzeitlichen Vorfahren nicht zur Verfügung standen und die unseren Verdauungstrakt oft vor besondere Schwierigkeiten stellen.

Obwohl auf unseren Speiseplänen seit Jahrhunderten vorhanden, sind z. B. ***Kartoffeln zu Fleisch ernährungstechnisch „kontraproduktiv"***. Es wäre besser, nur Fleisch und Gemüse oder Fleisch und Salat zu sich zu nehmen. Doch eine solche Diät muss nicht drastisch angelegt werden. Eine **Kohlenhydratreduktion** auf täglich 100–150 Gramm kann sich bereits als effektiv erweisen. Ist eine schnelle Gewichtsabnahme das Ziel, sollte die Zufuhr von Kohlenhydraten auf täglich 50 Gramm reduziert werden.

Ein weiterer Vorteil der verringerten Kohlenhydratzufuhr ist die **Senkung des Insulinspiegels**. Das wieder hat Auswirkungen auf die Nieren, denn sie können überschüssiges Natrium und Wasser im Körper abbauen. Das verhindert in der Folge etwaige Blähungen und Wassereinlagerungen in den Gelenken. Der **Wasserabbau** im Körper zählt zu den wichtigsten gesundheitlichen Auswirkungen eines reduzierten Kohlenhydratspiegels im Körper. Zum Insulinspiegel später noch Genaueres.

6. Ausreichend Schlaf

Wenn du genügend schläfst, reduzierst du Stress. Das sind zwei Faktoren, die häufig übersehen werden, wenn es um das Thema „Abnehmen“ geht. Abgesehen davon, dass **Schlaf und Stressreduktion** deinem Körper in jeder Hinsicht guttun.

Viel Schlaf und wenig Stress bedeutet optimale Erholung für deinen Körper, was auch für deinen Hormonhaushalt äußerst wichtig ist. Man hat herausgefunden, dass Schlafmangel bei Kindern das **Risiko von Fettleibigkeit** um fast 90 % erhöht. Bei Erwachsenen sind es immer noch 55 %.

Wenn du zu wenig Schlaf bekommst, können Hungergefühle gesteigert werden. Das bringt deinen Hormonhaushalt, insbesondere die „Schlüsselhormone“ Ghrelin und Lepin, durcheinander. Und ein unausgeglichener Hormonhaushalt resultiert fast immer in einer Gewichtszunahme.

Wenn du übermäßig viel Stressfaktoren ausgesetzt bist, kann das den Anstieg des ***Cortisolspiegels*** zur Folge haben, wodurch du besonders im Bauchbereich Fett ansetzt.

7. Gesunde Öle

In der Regel wird Ölen nicht so viel Beachtung geschenkt. Das Motto dabei lautet leider oft: *„Hauptsache, es brutzelt“*. Doch Öle spielen eine bedeutsame Rolle beim Abnehmen. Ersetze die herkömmlichen Speisefette durch **hochwertige Öle**.

Kokosnussöl z. B. verfügt über einzigartige Eigenschaften, die dir bei deiner Fettverbrennung behilflich sein können. Aber auch als Appetitzügler ist Kokosnussöl empfehlenswert. Es ist reich an den sogenannten **„mittelkettigen“ Triglyceriden (MCT)**. Das sind Fettsäuren, die im Gegensatz zu anderen Fetten anders zersetzt werden. *Sie werden direkt in die Leber geleitet und dort entweder zu Energie oder in Zellen umgewandelt.* In Studien konnte gezeigt werden, dass Menschen, die mittelkettige Fette zu sich nehmen, weniger Kalorien aufnehmen und dabei auf eine Ersparnis von täglich 256 Kalorien kommen.

Nimmst du also diese Fette zu dir, ersparst du dir das langweilige Kalorienzählen, weil du automatisch weniger Kalorien zu dir nimmst. *Außerdem kurbeln diese Fette unseren Energieaufwand erheblich an.* Von Werten von bis zu 5 % ist die Rede. Die Einnahme von 30 ml Kokosnussöl kann schon erheblich dazu beitragen, dass du die lästigen Pfunde am Bauch verlierst.

Wenn du selbst kochst, wähle also gesunde Öle. Noch vor nicht allzu langer Zeit wurde Fett pauschal verteufelt, sogar aus den Küchen verbannt. Oft wurde Butter durch Margarine ersetzt. ***Doch Margarine ist auf Dauer gesundheitsschädlich, weil sie gefährliche Transfette enthält.***

8. Trinke viel Flüssigkeit

Flüssigkeit spielt beim Abnehmen eine unverzichtbare Rolle. *Dein Körper besteht zu etwa 68 % aus Wasser.* Somit ist es klar, dass Wasser das **Schlüsselelement** ist, das auch dazu dienen kann, deinen Körper umzugestalten.

Du kannst nur genügend Fett verbrennen, wenn du darauf achtest, dass du ausreichend Flüssigkeit zu dir nimmst. Damit sind nicht Softdrinks wie Coca-Cola oder Energy Drinks wie Red Bull gemeint. Es geht darum, das Richtige zu trinken. Es kommt leider nicht selten vor, dass Menschen, die sich abends nach der Arbeit im Fitness-Center mit schwere Gewichten abmühen und anschließend an der Bar des Centers bei einem Drink zu wiederzufinden sind. Dieses Verhalten macht alle mühsame Arbeit zunichte und kann die ***Fettverbrennung total lahmlegen***.

Um effektiv Fett verbrennen zu können, musst du jeden Tag mindestens 2–3 Liter Wasser zu dir nehmen. ***Falls du gerade eine Diät machst, sollten es 3–4 Liter Wasser sein, um den Fettstoffwechsel***

in Gang zu halten. Am besten ist es, wenn du ausschließlich Wasser oder stilles Wasser trinkst. Bestimmte „Light"-Produkte können dann und wann auch getrunken werden. Grüner Tee und ungesüßter schwarzer Tee (ohne Milch) ist auch empfehlenswert. Dasselbe gilt für Kaffee. Auf alle Fälle musst du **Zucker vermeiden**. Nimmst du viel Zucker zu dir, kannst du dir die Energiebilanz eines ganzen Tages zerstören.

Zucker ist ohnehin eines der Hauptprobleme bei der Gewichtszunahme. Außerdem trägt ein zu hoher Zuckerkonsum dazu bei, schneller Bluthochdruck zu bekommen. Folgeerkrankungen sind häufig die Folge. Abdominelle Fettleibigkeit, dein „Speckbauch" also, Stoffwechselstörungen durch niedriges HDL-Cholesterin, erhöhte Glukosewerte im Blut oder sogar eine Insulinresistenz, deren Folge Typ-2-Diabetes mellitus sein kann, werden hauptsächlich durch Zucker-Kohlenhydrate verursacht.

In diesem Kontext ist auf eine *Liste mit 20 Lebensmitteln* weiter unten zu verweisen, mit denen du garantiert abnehmen kannst.

Zucker, besonders Industriezucker, birgt viele Risiken. Durch einen hohen Fruktosegehalt wird unsere Verdauung oft durcheinander geworfen. Zudem wird **Fructose** in unserer Leber verstoffwechselt, wobei Fett entsteht, das dann in Form großer Lipoproteine (VDLD-Partikel) ins Blut transportiert wird. Die Folge davon sind erhöhte Triglycerid- und Cholesterinwerte, durch die wiederum Gefäße verstopft werden können.

20 Lebensmittel zum Abnehmen

Auch wenn jeder Hersteller seine Produkte in den Himmel lobt, es gibt leider ***gute und schlechte Lebensmittel***. Und sie sind leider auch nicht immer als solche zu erkennen.

Dass zwei Tüten Kartoffelchips am Abend zum Fernsehen nicht gut für die Figur sind, dürfte sich herumgesprochen haben. Da gibt es aber viel mehr, wie z. B. die berühmte „**Zuckerfalle**". Doch Coca-Cola ist schon lange nicht mehr führend, wenn es um die Zuckermenge gibt. Zucker findet sich heute in den „unmöglichsten" Produkten. Die Industrie hat damit vollkommen neue Wege der „Verführung" beschritten.

Ein Beispiel sind ***Mineralwasser mit Geschmack*** von manchen Herstellern. In ihnen wird das eigentlich gesunde Mineralwasser durch einen nicht gerade geringen Zuckerzusatz belastet.

Doch will man abnehmen, muss man wissen, dass nicht alle Kalorien gleich sind. Es gibt Nahrungsmittel, die auf verschiedene Weise im Körper verstoffwechselt werden. Das kann z. B. Auswirkungen auf deinen Hormonhaushalt haben. Auf alle Fälle sollten die Nahrungsmittel, die du auswählst, eines tun: deinen **Fettaufbau vermindern**.

Nachstehend eine Liste von ***20 Lebensmitteln, die dir garantiert helfen Gewicht zu verlieren***.

1. Eier

Eier sind weiter oben bereits als wertvolle Bezugsquelle für **reines Eiweiß** angesprochen worden und gehören darum auch in diese Liste. Eier beeinflussen deinen Cholesterinspiegel nicht negativ und sie sind auch nicht für Herzinfarkte verantwortlich zu machen.

Eier enthalten viel Protein, gesunde Fette und machen dich trotz ihres geringen Kaloriengehalts noch gut satt. Wenn du zum Frühstück Eier isst, ist die

Wahrscheinlichkeit sehr hoch, dass du in den darauf folgenden 36 Stunden weniger zu dir nimmst. Im Vergleich zu Toast, Bagels oder Brötchen, steigert der Eierverzehr die Erfolge einer kalorienreduzierten Diät.

Du kannst Eier zum Frühstück auf verschiedene Weise kombinieren. Außer dem normalen Omelette mit Kräutern, lassen sich Eier gut mit Chia-Samen oder Haferflocken kombinieren. *Dabei ist es wichtig zu wissen, dass die meisten Nährstoffe im Eigelb enthalten sind.*

2. Blattgemüse

Zum Blattgemüse gehören z. B.

- Grünkohl
- Spinat
- Blattkohl
- Mangold

Die Tatsache, dass Blattgemüse nur **wenig Kalorien und wenig Kohlenhydrate** haben, dafür aber **viele Ballaststoffe** enthalten, macht sie zu einem perfekten Nahrungsmittel für einen geplanten Fettabbau.

Integrierst du Blattgemüse in deinen Speiseplan, hast du den Vorteil die Zahl deiner Mahlzeiten zu erhöhen, ohne mehr Kalorien zu dir zu nehmen. Außerdem nimmst du viele **wertvolle Vitamine, Mineralstoffe und Antioxidantien** auf.

Das **Calcium**, das in Blattgemüsesorten enthalten ist, steigert zudem direkt die Fettverbrennung. Und dein Gehirn wird denken, du isst mehr. Die **geringe Energiedichte** von Blattgemüse bewirkt, dass du am Abend eines Tages insgesamt weniger Kalorien zugeführt hast.

3. Lachs

Lachs gilt als einer der fetthaltigsten Fische. Er ist darum sehr gesund und überaus sättigend, bei relativ wenigen Kalorien.

Fisch gehört ohnehin auf deinen Speiseplan, denn er ist angefüllt mit hochwertigen **Proteinen**, gesunden und entzündungshemmenden **Omega-3-Fettsäuren** und anderen wichtigen Nährstoffen.

Auch enthält Lachs wie andere Fischarten viel **Jod**, das für deine Schilddrüsenfunktionen von größter Wichtigkeit ist. Dieses Organ ist wiederum dafür mitverantwortlich, dass dein Stoffwechsel reibungslos funktioniert. *Leider bekommen wir durch die Standard-Ernährung nicht immer genug Jod für unseren Körper.* Wenn du einmal in der Woche Lachs isst, nimmst du genügend zusätzliches Jod ein.

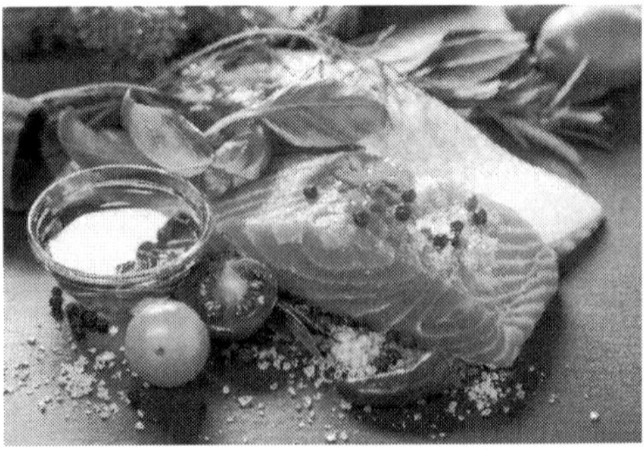

Grundsätzlich solltest du auf **Fettfische** achten. Damit bezeichnet man Speisefische, die einen *Mindestfettanteil von 2 %* haben. Mehr ist immer besser.

Fettfische sind z. B.:

- Makrelen
- Forellen
- Sardinen
- Heringe

4. Kreuzblütler

Zu den Kreuzblütlern gehören z. B.

- Brokkoli
- Blumenkohl
- Kohl
- Rosenkohl

Wie andere Gemüsearten auch sind Kreuzblütler **extrem ballaststoffreich und sättigend**. Außerdem finden sich in diesem Gemüse auch viele wertvolle **Proteine**.

Aufgrund der Kombination von Proteinen und Ballaststoffen und zudem einer **sehr niedrigen Energiedichte** sind Kreuzblütler bestens für dein Abnehmvorhaben geeignet.

5. Fleisch

Zu Unrecht lange verteufelt, gehört Fleisch immer noch zu den wichtigsten Bezugsquellen für viele lebenswichtige Nährstoffe.

Besonders Rind, Huhn und Lamm sind empfehlenswert. In der letzten Zeit allerdings haben Mediziner verschiedentlich auch auf ***Schweinefleisch*** hingewiesen. Schweinefleisch verfügt über wichtige Proteine und sollte, wenn es verzehrt wird, *möglichst aus biologischer Tierhaltung* kommen.

Grundsätzlich solltest du mageres Fleisch zu dir nehmen. Und es sollte industriell unverarbeitet sein. Verarbeitetes Fleisch findet sich z. B. in Wurstwaren.

Wichtig im Fleisch sind die enthaltenen **Proteine**. Sie machen am schnellsten und besten satt. Dasselbe gilt für Fisch. Wenn du viele Proteine am Tag zu dir nimmst, verbrennst du so bis zu 100 Kalorien mehr.

Studien haben ferner gezeigt, dass eine tägliche Proteinzufuhr den „normalen" Kalorienwert um etwa 25–30 % senken kann. Heißhungeranfälle, bei denen man in der Regel sehr schnell sehr viele Kalorien zu sich nimmt, können sogar um 60 % reduziert werden. So nahmen Testpersonen durchschnittlich etwa 0,5 Kilo pro Woche ab.

Fleisch zu essen, ist auch für jemanden, der eine „Low Carb"-Methode verfolgt, problemlos. Wenn du allerdings eine Diät machst, die mehr Kohlenhydrate vorsieht, ist es ratsam, nur **mageres Fleisch** zu dir zu nehmen.

Tofu und **Sojaprodukte** werden heutzutage gerne als Fleischersatz genommen. Für Vegetarier ist das eine Option. *Doch du musst wissen, dass weder in Tofu noch in Sojaprodukten die Nährstoffe enthalten sind, die du über Fleisch zu dir nimmst.*

6. Kartoffeln

Kartoffeln sind in der letzten Zeit bei vielen Ernährungsexperten in Ungnade gefallen. Das liegt oft daran, dass sich die *Essgewohnheiten drastisch verändert* haben. Der Fokus liegt heute häufig mehr auf Pasta und Reis als auf Kartoffeln.

Kartoffeln gelten als der Klassiker der Ernährung und sie haben alles, was sie eigentlich zu einem perfekten Lebensmittel macht. ***Kartoffeln verfügen über ein extrem breites Spektrum an lebenswichtigen Nährstoffen und Vitaminen.*** Es gibt Berichte, dass sich Menschen in Krisen- oder Mangelzeiten über lange Zeit hinweg ausschließlich von Kartoffeln ernährt haben. Dabei wird alles verwertet. Nicht nur die Erdfrucht selbst, sondern auch ihre *Schale*.

Dieses Knollengewächs verfügt über besonders viel **Kalium**. Das ist ein Mineralstoff, der für die Blutdruckkontrolle wichtig ist. Leider leiden viele Menschen heute unter einem Kaliummangel.

Was die **Sättigung** betrifft, steht die Kartoffel ganz oben auf der Liste. Wer Kartoffeln ist, wird automatisch schnell satt. Und das auch ohne zusätzliche Beilage. Das spart andere, kalorienreichere Nahrungsmittel.

Ein *Tipp*: Wenn du Kartoffeln gekocht hast, lass sie ein wenig ruhen, bevor du sie zu pellen beginnst. Durch das Ruhen bildet sich in den Kartoffeln mehr **Stärke**, ein *ballaststoffähnlicher Stoff, der gesund ist und dich beim Abnehmen unterstützt.*

Natürlich kannst du auch **Süßkartoffeln** wählen.

7. Thunfisch

Thunfisch hat eine ***fleischähnliche Konsistenz*** und gehört sicherlich zu den besten Speisefischen mit **wenig Kalorien und vielen vitalen Proteinen**.

Ganz im Gegensatz zu Lachs oder Makrele ist Thunfisch kein Fettfisch. Er ist sehr **mager**. Aus diesem Grunde ist er bei Menschen sehr beliebt, die Fitness betreiben und auf Fisch nicht verzichten wollen. Sein **hochwertiges Eiweiß** kann dich lange Zeit versorgen, während du gleichzeitig wenig Kalorien und Fett zu dir nimmst.

Wenn du besonders viele Proteine aufnehmen willst, wähle ***Thunfisch im eigenen Saft***. Das ist der reine unverfälschte Fisch. Aufgrund der oftmals minderwertigen Qualität von Pflanzenölen, in die Thunfisch eingelegt sein kann, solltest du immer Olivenöl wählen, wenn du diese Variante wählst.

8. Bohnen und Hülsenfrüchte

Beides eignet sich hervorragend für eine Diät. Zu Bohnen und Hülsenfrüchten gehören auch:

- Linsen
- schwarze Bohnen
- Kidney-Bohnen

Alle diese Nahrungsmittel bestechen durch ihren **Protein- und Ballaststoff-**

reichtum. Außerdem enthalten Hülsenfrüchte Anteile von **„resistenter Stärke“**.

Jedoch kann es sein, dass du Hülsenfrüchte nicht gut vertragen bzw. verdauen kannst. *Eine schlechte Verträglichkeit ist meistens auf die Zubereitung zurückzuführen.* Welche verdauungsfreundlichen Möglichkeiten es gibt, kannst du im Internet erfahren.

9. Suppen

Besonders in Deutschland sind Suppen sehr beliebt. Gemüsesuppen sind Mahlzeiten mit einer relativ **geringen Energiedichte**, die dir helfen, die tägliche Gesamtkalorienzahl zu reduzieren.

Die Lebensmittel, die eine geringe Energiedichte aufweisen, sind Gemüse und Obst. Darum eignen sich Gemüse- und Früchtesuppen sehr gut für dein Vorhaben.

10. Hüttenkäse

Viele **Proteine** findest du in der Regel in fast allen Milchprodukten, so auch im Käse.

Hüttenkäse ist ein Garant fürs Abnehmen, denn er besteht fast ausschließlich aus Proteinen und verfügt nur über **sehr wenige Kohlenhydrate**. Außerdem ist er trotz seiner wenigen Kalorien **sättigend**.

Käse enthält darüber hinaus grundsätzlich viel **Calcium**, das, wie Studien belegen, die *Fettverbrennungsprozesse* in deinem Körper unterstützt.

11. Avocado

Im Gegensatz zu anderen Früchten enthalten Avocados statt einer großen Menge an Kohlenhydraten **gesunde Fette**. Avocados enthalten einfach ungesättigte Fettsäuren, die auch z. B. im gesunden Olivenöl zu finden sind. Trotz des hohen Fettanteils bestehen Avocados auch aus viel Wasser, weshalb sie eine **geringere Energiedichte** haben als man denken möchte.

Diese Früchte, die zudem viel **Ballaststoffe** und **Kalium** enthalten, eignen sich besonders gut für Salate. Wie Studien gezeigt haben, wird durch die Hinzunahme von Avocados in Salaten die *Aufnahmequote von Nährstoffen aus verwendeten Gemüsesorten um etwa 15 % erhöht.*

12. Apfelessig

Apfelessig ist bei Gesundheitsaposteln sehr beliebt. Die Community schwört drauf.

Er eignet sich sehr gut fürs ***Würzen von Salatdressings und Vinaigretten.*** Man kann ihn auch mit Wasser verdünnen und trinken. Doch Vorsicht bei Säureunverträglichkeit.

Essig kann dir beim Abnehmen behilflich sein. Nimmst du z. B. Essig zusammen mit einer kohlenhydratreichen Speise zu dir, wird dadurch der **Sättigungseffekt** verstärkt. In der Folge nimmst du etwa 200–275 Kalorien am Tag weniger zu dir. Menschen, die 12 Wochen lang täglich etwa 15–30 ml Essig zuführten, erlebten einen Gewichtsverlust von 1,2-1,7 Kilogramm.

Außerdem hilft Essig dabei, den schnellen Blutzuckeranstieg nach Mahlzeiten zu reduzieren.

13. Nüsse

Wenn du auf den kleinen Snack zwischendurch nicht verzichten willst, sind Nüsse die ideale Wahl. Mit viel **Eiweiß**, vielen **Ballaststoffen** und **gesunden Fettsäuren** eignen sie sich als Protein-Snack, der gleichzeitig und nachweislich deine Fettverbrennung unterstützt.

Man hat herausgefunden, dass Menschen, die regelmäßig Nüsse zu sich nehmen, durchschnittlich eine *schlankere Figur haben und auch gesünder sind.* Doch du solltest die Nuss-Euphorie nicht übertreiben, denn Nüsse haben **sehr viele Kalorien**. Eine kleine Handvoll genügt.

14. Bestimmte Getreidearten

Aufgrund industrieller Verarbeitung hat Getreide in den letzten Jahren einen ***negativen Ruf*** bekommen. Wenn man an Getreide denkt, fallen einem die stereotypen Teiglinge aus den Bäckerei-Ketten oder TK-Ware ein.

Das sollte nicht darüber hinwegtäuschen, dass es auch einige sehr gesunde Getreidearten gibt. Dazu zählen einige Arten aus ganzem Korn, die zudem noch **glutenfrei** sind. Sie bieten dir **viele Ballaststoffe** und sogar eine **geringere Menge an Proteinen**.

Diese *empfehlenswerten Getreidesorten* sind z. B.

- Hafer
- brauner Reis
- Quinoa

Hafer z. B. verfügt über große Mengen an *Beta-Glucan*, d. h. löslichen Ballaststoffen, die dich schnell satt machen und deinen Stoffwechsel verbessern können. Brauner

Reis – aber auch weißer Reis – enthält nach dem Kochen und Abkühlen eine ausreichende Menge an *„resistenter Stärke“*.

Die Grundregel bei Getreide lautet: Raffinierte, d. h. verarbeitete, gemahlene Körner sind immer die schlechtere Wahl für Gesundheit und Verdauung.

Aber auch sogenannte „Vollkorn“-Produkte sind stark raffiniert und sind regelrechte Dickmacher. Wenn du grundsätzlich kohlenhydratarm isst, dann ist es besser, *Getreideprodukte ganz zu meiden.* Ab und zu – und auch um den Speiseplan ein wenig zu variieren – ist es aber empfehlenswert, Hafer- Reis- oder Quinoa-Produkte zu essen.

15 Chili

Auch Chilis, also Chilischoten, können beim Abnehmen behilflich sein, denn sie enthalten **Capsaicin**, eine *alkaloide Substanz, die als Appetitzügler eingesetzt werden kann.*

Zudem steigern scharfe Chilis in der Nahrung die **Fettverbrennung**. Wenn Chilis geschmacklich nicht dein Fall sind, kannst du sie auch als Inhaltsstoff von Diätpillen zu dir nehmen. *Bereits 1 Gramm rotes Chilipulver zügelt deinen Appetit und fördert die Fettverbrennung.*

16. Obst

Obst ist gesund! Das bestätigen auch die meisten Ernährungsexperten. Obwohl Obst **stark zuckerhaltig** ist, verfügt es über eine nur **geringe Energiedichte**. Die **Ballaststoffe** in Früchten verhindern, dass der Fruchtzucker zu schnell in dein Blut gelangen kann.

Es gibt allerdings auch Menschen, die ganz auf Obst verzichten sollten. Entweder haben sie ***Allergien***, sind auf einer extremen ***„Low Carb"-Diät*** oder aber leiden an einer ***Fruktoseintoleranz***.

Für alle anderen ist Obst eine frische und gesunde Komponente auf ihrem Speiseplan zur Verringerung von Körpergewicht.

17. Grapefruit

Eine Frucht, die besonders genannt werden sollte, ist die Grapefruit, deren Bedeutung für den **Abbau von Fettgewebe** in mehreren Studien näher untersucht wurde. Man stellte fest, dass die Personen, die vor jeder Mahlzeit eine halbe Grapefruit zu sich nahmen, über einen Zeitraum von 12 Wochen durchschnittlich 1,6 Kilogramm Gewicht verloren. Auch verzeichnete man einen **Rückgang ihrer Insulinresistenz**.

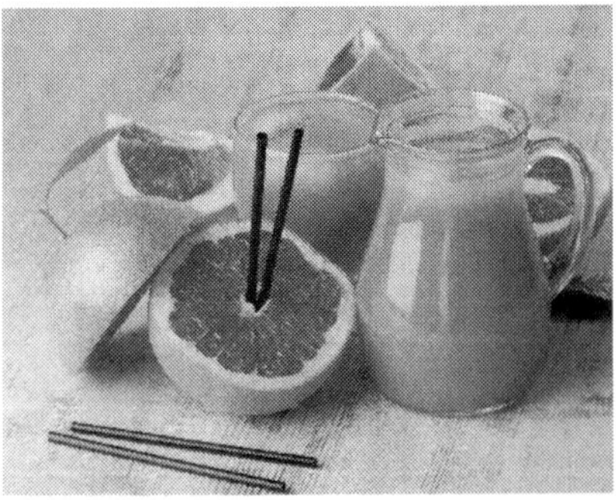

Eine halbe Grapefruit vor dem Essen hilft dir also abzunehmen.

18. Chia-Samen

Vor noch nicht allzu langer Zeit waren Chia-Samen in deutschen Supermärkten unbekannt.

Ernährungsexperten haben festgestellt, dass Chia-Samen zu den **nahrhaftesten Nahrungsmitteln** gehören, die es gibt. Sie enthalten z. B. viel ges**unde Omega-3-Fettsäuren**. Pro 100 Gramm enthalten Chia-Samen 42 Gramm Kohlenhydrate. Von diesen 42 Gramm sind allerdings 34 Gramm reine Ballaststoffe. Das macht sie zu einem empfehlenswerten Lebensmittel für Menschen auf „Low Carb"-Diät.

Wenn du Chia-Samen in Wasser einlegst, vergrößern sie aufgrund ihrer großen Mengen an Ballaststoffen ihr Volumen um etwa das Elffache. *Sie nehmen dann eine gelartige Konsistenz und gehen im Verdauungstrakt regelrecht auf.* Das macht sie zu einem **Appetitzügler**.

19. Öle

Es gibt verschiedene Fette, gesunde und ungesunde. **Kokosnussöl** z. B. verfügt über zahlreiche *mittelkettige Fettsäuren, die man Triglyceride (MKT)* nennt. Sie machen dich nicht nur schneller satt, sondern bewirken im Körper, dass mehr Kalorien verbrannt werden. Im Studien konnte nachgewiesen werden, dass der Einsatz von Kokosnussöl in der Küche auch zu einer ***Reduktion von Bauchfett*** führte.

Da Kokosnussöl auch Kalorien enthält, solltest du es nicht extra, sondern ***nur als Ersatz für andere Speisefette*** verwenden.

Aber auch das allseits bekannte **Olivenöl** ist empfehlenswert. Du solltest immer *natives Olivenöl* kaufen, denn es ist wahrscheinlich sogar das Beste, weil ***gesündeste Fett***, das man zu sich nehmen kann. Am besten du hast in deiner Küche immer beide Öle parat.

20. Joghurt

Joghurt stellt eines der besten Milcherzeugnisse dar, denn in Joghurt befinden sich **probiotische Bakterien**, die die Darmfunktionen verbessern. Sie sorgen für eine ausgewogene Darmflora, die für einen funktionierenden Verdauungstrakt Grundvoraussetzung ist.

Außerdem beugst du mit der regelmäßigen ausreichenden Zufuhr von gesunden probiotischen Mikroorganismen Darmentzündungen und einer sogenannten „**Leptinresistenz**" vor. Dabei kann deine Wahl ruhig auf einen **vollfetten** Joghurt fallen. Man konnte herausfinden, dass fetthaltige Vollmilchprodukte auf Dauer gesehen das *Risiko an Typ-2-Diabetes zu erkranken oder Übergewicht zu bekommen erheblich reduzieren.*

Fettarme Joghurts eigenen sich für diesen Zweck dagegen weniger. Außerdem sind fettarme Molkereiprodukte oft mit *viel zusätzlichem Zucker* versehen. Am besten solltest du einen großen Bogen um derartige Produkte machen. Sie sind alles andere als gesund, auch wenn etwas anderes auf der Verpackung steht.

Ein „Low Carb“-Ernährungsplan als Beispiel

Von „Low Carb“-Diäten ist bereits mehrfach gesprochen worden. Nachstehend nun ein Ernährungsplan, der es zum Ziel hat, die täglichen ***Kohlenhydrate drastisch zu reduzieren***.

„Low Carb“ bedeutet nicht „No Carb“. Das sei betont. Ausschlaggebend ist deine Kenntnis von Lebensmitteln, die sich für eine kohlenhydratarme Ernährung besonders gut eignen. Variationen sind immer zulässig, sofern sie deinem Abnehmplan dienlich sind.

Bei „Low Carb“ wird der Fokus auf die Frische der Lebensmittel gelegt. Das bedeutet, dass nur unverarbeitete Nahrungsmittel mit wenig Kohlenhydraten auf den Speiseplan kommen.

Welche Lebensmittel du nun im Einzelnen zu dir nehmen kannst, hängt von einigen

Faktoren auf, über die du dir im Klaren sein solltest.

Wie ist dein gesundheitlicher Zustand? Bist du gesund oder kränkelst du? Wie sieht es mit der körperlichen Bewegung aus? Bewegst du dich viel, eher wenig oder gar nicht? Oder treibst du vielleicht sogar eine Sportart? Trainierst du oft oder weniger? Und die große Frage: Wie viel Gewicht willst du eigentlich verlieren?

Wie bereits mehrfach betont, kann man dem Körper nicht befehlen, nur am Bauch abzunehmen. Die Beantwortung dieser Fragen ist **individuell**. Aus diesem Grunde solltest du den nachstehenden Ernährungsplan als **Richtlinie** betrachten. Sie ist nicht in Stein gemeißelt und sollte individuell angepasst werden.

Grundsätzlich geht es darum, dass du einen besseren Einblick in eine einwöchige Ernährung ohne viel Kohlenhydrate bekommst. Konzentriere dich darauf, hauptsächlich das **Zuckerproblem** anzugehen. *Achte auf zugesetzte Zuckermengen in un-*

verdächtigen Lebensmitteln und raffinierte Kohlenhydrate.

Das solltest du essen:

- Fleisch, d. h. Rind, Schwein, Huhn, Lamm, Wild
- Fisch, wie Lachs, Schellfisch, Makrelen, Thunfisch
- Eier
- Gemüsesorten, wie Spinat, Brokkoli, Blumenkohl, Grünkohl, Karotten
- Salate mit frischen Kräutern
- fetthaltige Milchprodukte, wie z. B. Käse
- gesunde Fette und Öle, wie Kokosnussöl, Olivenöl, aber auch Butter und Schmalz.
- einige Obstsorten, wie Äpfel, Orangen, Birnen
- Nüsse und Samen, wie Mandeln, Walnüsse oder Sonnenblumenkerne

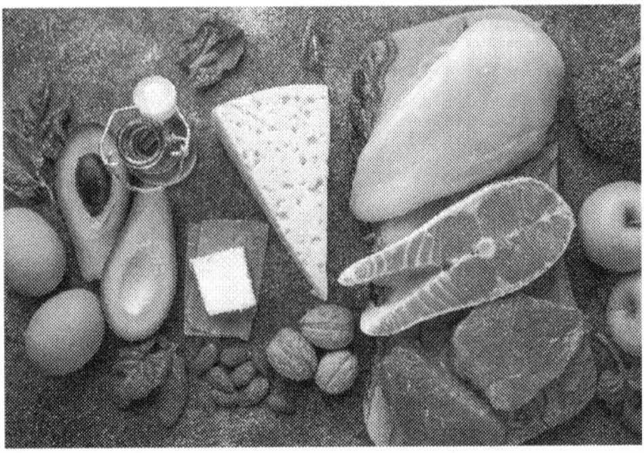

Der Ernährungsplan für eine Woche wird also hauptsächlich aus den oben angeführten Nahrungsmitteln bestehen.

Verzichten musst du während der „Low Carb"-Woche auf folgende Nahrungsmittel oder Inhaltsstoffe:

- Zucker, Süßigkeiten, Eiscreme, Fruchtsäfte, Soft Drinks, Energy Drinks
- Weizenprodukte, wie z. B. Brot und Pasta
- Glutenhaltiges Getreide, wie z. B. Gerste, Roggen, Dinkel
- Öle aus Samen, wie z. B. Soja-, Mais-, Raps- und Sonnenblumenöl

- Transfette
- Künstliche Süßstoffe, wie Aspartam, Saccharin, Sucralose, Cyclamat. Wenn du süßen willst, wähle Stevia
- Sogenannte „Diät“-, „Low Fat“- oder „Light“-Produkte
- Stark raffinierte Lebensmittel. Alles was nach industrieller Herkunft aussieht, weglassen

Bei Lebensmitteln, bei denen du dir unsicher bist, solltest du auf die Liste der **Inhaltsstoffe** schauen. *Wenn du Obst essen willst, beschränke dich auf nicht mehr als eine Frucht am Tag.*

Nachstehend Nahrungsmittel, die du „**manchmal**“ essen darfst, wenn du körperlich sehr aktiv bist und dich täglich viel bewegst.

- Knollengewächse, wie Kartoffeln, Süßkartoffeln, etc.
- Nicht glutenhaltiges Getreide, wie Hafer, Reis oder Quinoa

- Hülsenfrüchte, wie Linsen und grüne Bohnen

Dann gibt es noch Lebensmittel, die du während deiner „Low Carb"-Woche in „**kleinen Mengen**" essen darfst:

- Dunkle Schokolade, am besten Sorten mit einem Kakaoanteil von 70 % oder mehr. Dunkle Schokolade verfügt über viele wichtige Antioxidantien und kann daher in Maßen genossen werden.
- Wein. Wenn du ohne Alkohol nicht auskommst, dann sollte es schon Wein sein. Am besten ein trockener Rotwein ohne Zuckerzusatz und Kohlenhydrate

Nun noch die **Getränke**, die du trinken solltest:

- Kaffee
- Grüner Tee
- Wasser, Mineralwasser

- Kohlensäurehaltige Limonade ohne Zuckerzusatz

Während deines „Low Carb"-Plans für 7 Tage ist es das Ziel, unter einem Wert von 50 Gramm Kohlenhydrate am Tag zu bleiben. Wenn du das durchhältst, kommt dein Körper schon nach einigen Tagen in den sogenannten „**ketogenen**" Zustand. *Das bedeutet, dass er beginnt, seine Energie aus den angelegten Fettdepots abzuziehen.*

Die ***tägliche 50 Gramm-Marke*** gilt für Menschen, die sich „normal" bewegen. Wenn du sportlich aktiv bist oder dich aus beruflichen Gründen viel bewegen musst, kannst du diese Marke nach oben verändern.

Der nachstehende Ernährungsplan sieht allerdings 50 Gramm pro Tag vor:

SONNTAG

Frühstück:
Spiegeleier mit Bacon (Speck)

Mittag:
Joghurt mit Blaubeeren (möglichst Bio) und einige Mandeln

Abend:
Cheeseburger (ohne Bun), kombiniert mit Gemüse und einer Salsa Sauce

MONTAG

Frühstück:
Omelette mit Gemüse in Butter oder Kokosnussöl zubereitet

Mittag:
Die restlichen Burger und das Gemüse vom Vortag

Abend:
Lachs mit Butter und einer Auswahl von kohlenhydratarmen Gemüsesorten

DIENSTAG

<u>*Frühstück:*</u>
Spiegeleier mit Bacon (gebratenem Speck) in Kokosnussöl zubereitet

<u>*Mittag:*</u>
Salat mit Shrimps und mit etwas nativem Olivenöl

<u>*Abend:*</u>
Gegrillte Hühnchenbrust mit kohlenhydratarmem Gemüse

MITTWOCH

<u>*Frühstück:*</u>
Rührei mit Gemüse in Butter oder Kokosnussöl zubereitet

<u>*Mittag:*</u>
Smoothie aus Kokosmilch, Himbeeren, Mandeln und Whey-Protein

<u>*Abend:*</u>
Steak mit Gemüse

DONNERSTAG

Frühstück:

Omelette mit einer Gemüseauswahl in Butter oder Kokosnussöl zubereitet

Mittag:

Salat mit gebratenen Hähnchenstreifen, etwas Olivenöl und Balsamico als Dressing

Abend:

Chili con Carne

FREITAG

Frühstück:

Joghurt (3,5 % Fett) mit Heidelbeeren und gepopptem Amaranth oder alternativ Quinoa

Mittag:

Joghurt (3,5 % Fett und Bio) mit Beeren, Kokosflocken und einigen Walnüssen

Abend:

Hackfleischbällchen mit Gemüse

SAMSTAG

Frühstück:
Omelette mit Schnittlauch und frischen Pilzen

Mittag:
Smoothie aus Kokosmilch, einem Löffel Sahne, Beeren und Whey-Protein

Abend:
Gegrillte Hähnchenschenkel mit Spinat

Zu beachten ist, dass immer **ausreichend Gemüse** zu den Speisen gereicht wird. Wenn du unter 50 Gramm am Tag bleiben willst, hast du einigen Spielraum bei der Gemüseauswahl.

„Low Carb“ für zwischendurch

Es gibt Menschen, die können und wollen auf ihren **Snack zwischendurch** nicht verzichten. Da hier von Diäten die Rede ist, die keine ehernen oder goldenen Regeln umfassen, darf auch der Snack zwischendurch sein. Doch es muss der richtige sein.

Angesichts der unzähligen Snackangebote, mit denen man überall verführt werden soll, erscheint es schwierig, die ***richtige Wahl für die Gesundheit*** zu treffen. Und wer will schon eine halbe Stunde lang vor einem Supermarktregal stehen und Inhaltsstoffe überprüfen oder sogar per Smartphone googeln? Eigentlich niemand. *Darum ist es wichtig, sich über Snacks Gedanken zu machen, bevor man aus dem Haus geht.*

Grundsätzlich gibt es keinen Grund, nicht mehr als drei Mahlzeiten am Tag zu sich zu nehmen. ***Im Gegenteil, die Verteilung***

der täglichen Kalorienmenge auf mehrere Essenszeiten wird sogar oft empfohlen.

Folgende Nahrungsmittel eignen sich gut für einen **Snack**. Wenn du berufstätig bist, kannst du dir die Dinge, die du brauchst, in dein ***Day-Pack*** tun und hast sie immer parat:

- Obst
- Joghurt (3,5 % Fett)
- Mehrere hartgekochte Eier
- Einige Karotten
- Das, was vom Vortag übrig ist
- Eine Handvoll Nüsse
- Eine Handvoll Pistazien
- Ein Stück Rohmilch-Käse
- Eine Flasche mit Wasser oder Mineralwasser

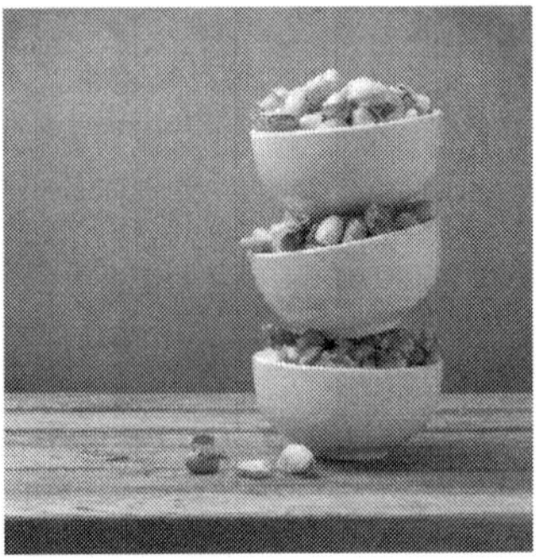

Auf alle Fälle solltest du es dir zur Regel machen, sogenannte „Energie-Snacks“, wie z. B. „Müsliriegel“ zu vermeiden. Sie sind **voller Zucker und schädlich** für dich.

„Low Carb“ in Restaurants

Wenn du ins Restaurant gehen willst, solltest du zuerst darauf achten, welche Landesküche bzw. Geschmacksrichtung du auswählst.

Natürlich ist in der Regel die asiatische Küche besser fürs Abnehmen geeignet als die traditionell deutsche.

Fast-Food-Restaurants (auch asiatische, in denen viel mit industriellen Gewürzen gearbeitet wird) z. B. solltest du sofort von deiner Liste streichen. Doch es ist nicht weiter schwer, in Restaurants eine Speise zu bestellen, die **„Low Carb“-Kriterien** genügt.

So kannst du vorgehen:

- Bestelle ein Fleisch- oder Fischgericht
- Frag nach, ob es möglich ist, die Speise mit Butter zuzubereiten

- Lass Baguette, Kartoffeln, Pommes Frites und Reis als Beilage weg und frag nach Gemüse
- Verzichte auf Desserts
- Trinke nur Mineralwasser zum Essen

„Low Carb“ einkaufen

Natürlich steht das **Diät-konforme Einkaufen** ganz oben auf deiner To-do-Liste. Wer seine Speisen selbst zubereitet, weiß auch, was drin ist. Das ist der große Vorteil, sich ein leckere „Low Carb“-Gericht selbst zu zaubern, ist einfacher als viele Menschen denken.

Natürlich sind **Bio-Produkte** aus dem Biomarkt am besten für „Low Carb“-Gerichte geeignet. Doch sie sind teurer als herkömmliche Nahrungsmittel. Wenn es dein Portemonnaie erlaubt, geh in den Biomarkt. Wenn nicht, musst du halt gewisse Kompromisse eingehen. Du solltest aber wenigstens ***bei Fleisch und Fisch nicht auf Bioqualität verzichten***. Alles andere kann man auch woanders kaufen. Aber auch wenn du keine Bio-Produkte einkaufst, wird deine Ernährungsweise besser als jemals zuvor sein.

Auf alle Fälle sollten alle Produkte **industriell unverarbeitet** sein. Eine Ausnahme bilden TK-Gemüse und TK-Obst. Man hat festgestellt, dass der *Nährstoffverlust bei tiefgefrorenem Gemüse und Früchten nicht sehr hoch* ist. Zur Not ist diese Option auch möglich.

Folgende Lebensmittel sollten auf deiner **Einkaufsliste** stehen:

- Fleisch, d. h. Rind, Schwein, Lamm, Huhn. Wild, wenn erhältlich.
- Fisch, d. h. so fett wie möglich. Lachs wurde bereits genannt.
- Eier, wenn möglich immer Bioqualität.
- Butter, Schmalz
- Kokosöl, natives Olivenöl
- Käse. Rohmilch-Käse gilt als der gesündeste, da er unpasteurisiert ist.
- Schlagsahne
- Sauerrahm
- Joghurt (3,5 % Fett und ungesüßt)
- Blaubeeren, Waldbeerensorten
- Nüsse
- Oliven

- Frisches Gemüse, d. h. Salate, Paprika, Zwiebeln, Karotten, Brokkoli
- Salsa Sauce
- Gewürze, d. h. Meersalz, Pfeffer, Knoblauch, Senf, etc.

Außerdem solltest du gleich zu Beginn deiner „Low Carb"-Diät alle Nahrungsmittel aus der Küche verbannen, die für dein Vorhaben **nicht geeignet** sind.
Das sind z. B.:

- Chips aller Art
- Süßigkeiten
- Eiscreme
- Fruchtsäfte
- Soft Drinks
- Getreideprodukte, wie z. B. Pasta
- Backzutaten
- Weizenmehl
- Zucker
- helle Schokolade

Tu was für deine Bewegung!

Es ist mehrfach betont worden: Wenn du abnehmen und dein reduziertes Gewicht auch dauerhaft halten willst, kommst du um **sportliche bzw. körperliche Aktivitäten** nicht herum.

Es sei denn, du bist beruflich so viel auf den Beinen, dass du ohnehin genügend Bewegung bekommst. Menschen, die sich allerdings tagsüber ausreichend bewegen, haben oft keine Probleme mit Übergewicht. *Wer täglich 20 Kilometer unterwegs ist, müsste sich schon „vorsätzlich" falsch ernähren, um übergewichtig zu werden.* Es sind in der Regel jene Menschen, die am Tag nicht genügend Bewegung bekommen, die folglich auch mit **überflüssigen Pfunden** zu kämpfen haben.

Über Kraftsport ist weiter oben bereits einiges gesagt worden. Natürlich ist es auch möglich, seine täglichen ***Fitnessübungen zu Hause*** zu erledigen. Für viele Menschen ist das auch die beste Lösung.

Kommen wir als nach dem Thema „Ernährung“ zum Thema „Bewegung“ zurück und zu einigen einfachen **Übungen**, die du ohne Weiteres in deinen Alltag integrieren kannst und die sehr viel Positives bei dir bewirken werden.

Für die nachfolgenden Übungen brauchst du keinen besonderen Raum, nur ein wenig Platz. Sie lassen sich in jedem Zimmer auf dem Boden absolvieren.

1. Die Plank

Das ist die **Unterarmstütz**, die eine statische Übung ist, für die du nur dein ***eigenes Körpergewicht*** benötigst.

Die klassische Variante ist wie ein Liegestütz, bei der dein *Oberkörper auf die Unterarme aufgestützt* wird. Deine Ellenbogen stehen etwa schulterbreit auseinander, während deine Unterarme parallel zueinander stehen. Dein gesamter Körper ist bei dieser Übung *angespannt*, wobei nur deine Zehen und Unterarme auf dem Boden aufgesetzt werden. Auf keinen Fall darf dein Bauch durchhängen. Er muss angespannt bleiben.

Halte die Plank anfangs etwa 30 Sekunden lang beizubehalten. Wenn du das schaffst, verlängere nach und nach die Zeit für diese Übung. *Bei dieser Übung werden fast alle Muskeln am Körper trainiert.*

2. Liegestütz

Diese Übung ist ähnlich, obgleich sich die Position ändert. Mit ihr kannst du ebenfalls deinen Körper fordern und dein Abnehmvorhaben forcieren.

Die **Liegestütz** ist ein Klassiker unter den Gymnastik- und Sportübungen, bei der besonders ***Rumpf- und Armmuskeln*** gefordert werden.

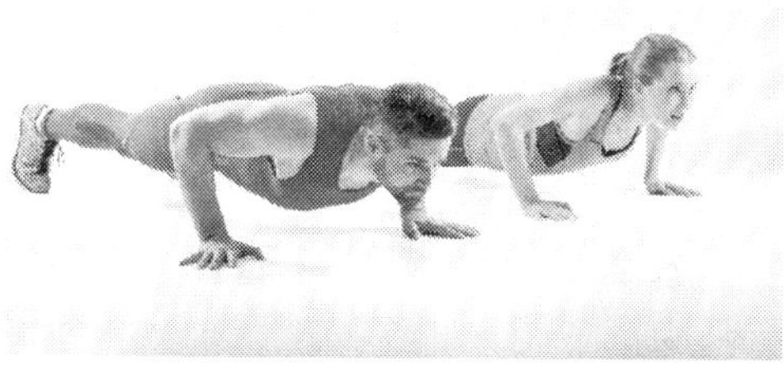

Du beginnst im Liegen auf dem Bauch, wobei sich deine Hände etwas weiter als auf Schulterhöhe auf dem Boden abstützen. Die Füße hältst du parallel zueinander. Dann beginne damit dich *hochzustemmen*, und zwar so weit, bis deine Arme ganz ausgestreckt sind. Deine Ellenbogen zeigen parallel dazu nach außen. Dein Körper sollte nach Möglichkeit eine *gerade Linie* ergeben. Dann winkelst du deine Arme weiter an und senkst dabei deinen Körper wieder ab. Du kannst ihn so weit nach unten senken, bis deine Nase den Boden berührt.

Anfangs solltest du diese Übung 15 mal wiederholen. Wenn du das mühelos schaffst, verlängere die Übungsdauer nach und nach.

3. Vierfüßlerstand

Diese Übung schließt **Bein- und Armheben** mit ein und verstärkt dadurch deine ***Rücken-, Bein- und Pomuskulatur***.

Beginne diese Übung, indem du deine Hände etwa schulterbreit aufstellst. Dabei bleibt dein *Rücken gerade*. Strecke dann dein linkes Bein und deinen rechten Arm ganz gerade aus und führe anschließend deinen *Ellenbogen und dein Knie unter dem Körper zusammen.*

Diese Übung solltest du erst mal auf einer Seite mindestens 15 mal wiederholen und dann die Seite wechseln.

4. Kniebeugen

Wer kennt diese Übung nicht? Doch sie ist sehr wirkungsvoll, stärkt sie doch hauptsächlich deine ***Bein- und Pomuskulatur***.

Beginne diese Übung, indem du dich aufstellst. Dabei stehen deine Füße etwas weiter als schulterbreit auseinander, wobei die Zehen gerade nach vorn zeigen.

Dann senkst du deinen Körper ab, als würdest du dich *hinsetzen.* Geh dabei so tief wie möglich runter, mindestens aber so weit, dass du deine Oberschenkel parallel zum Boden hältst.

Achte darauf, dass deine *Knie nicht über die Höhe deiner Zehenspitzen* hinausreichen. Um deinen Körper auszugleichen, beugst du dich dabei leicht nach vorne. Sobald du den *tiefstmöglichen Punkt* erreicht hast, richtest du deinen Körper wieder langsam auf. Achte darauf, dass deine Beine dabei noch im Zustand der *Spannung* verbleiben. Sie sollten nicht ganz durchgestreckt werden.

Anfangs kannst du diese Übung 20 mal absolvieren. Schaffst du das ohne Probleme, solltest du *Zusatzgewichte* einsetzen. Das heißt, du hältst bei deinen Kniebeugen Hanteln, Corebags oder einfach nur irgendetwas Schweres in deinen Händen.

5. Herabschauender Hund

Bei dieser Übung steckst du deine Beine, wodurch ***Bauch- und Pomuskeln*** gleichermaßen gefordert werden.

Zuerst nimmst du die **Yogastellung „Herabschauender Hund“** ein, d. h. die beginnst mit dem **Vierfüßlerstand**, den du schon kennengelernt hast. Drück deinen Körper so nach oben, dass nur noch deine Hände und Füße den Boden unter dir berühren. *Dabei bildet dein Körper zusammen mit dem Boden die Form eines Dreiecks.* Hebe dann ein Bein so weit wie du kannst an und verharre kurz in dieser Haltung. Dein Knie sollte dabei in Richtung Nasenspitze zeigen, während dein *Bauchnabel zur Wirbelsäule* gezogen wird.

Diese Übung solltest du 30 Sekunden lang absolvieren und dann auf die andere Seite wechseln.

6. Käfer

Weil du mit dieser Übung die ***geraden und schrägen Bauchmuskeln*** forderst, hilft sie dir in besonderer Weise dabei schnell abzunehmen.

Für diese Übung legst du dich zuerst auf

den Rücken. Dann streckst du deine Beine gerade nach unten aus. Führe nun die *Fingerspitzen an deinen Hinterkopf*, wobei deine Ellenbogen nach rechts und links zeigen sollen. Jetzt führe abwechselnd deinen *linken Ellenbogen an das rechte Knie und deinen rechten Ellenbogen an das linke Knie.*

Diese Übung sollte anfangs etwa eine Minute in Anspruch nehmen. Schaffst du sie problemlos, steigere deine Leistung nach und nach.

7. „Russian Twist"

Der **„Russian Twist"** reiht sich ein in jene Übungen, die besonders für ein schnelles Abnehmen geeignet sind. Du trainierst mit ihr besonders die ***schrägen und geraden Bauchmuskeln***. Damit gehst du deinen Bauchspeck direkt an!

Stell dich zuerst an die *Wand* und halte einen *Ball oder Gewicht* deiner Wahl in den Händen. *Beuge nun leicht deine Knie, strecke deine Arme gerade nach vorn und drehe deinen Oberkörper.* Dabei sollte deine Hüfte so *gerade* wie möglich bleiben. Während du dies tust, berührst du mit dem Ball bzw. deinem Gewicht *abwechselnd links und rechts die Wand* vor dir.

Nimm zuerst ein leichtes Gewicht und bewege dich langsam. Dann nach einer Weile steigerst du *Gewicht und Geschwindigkeit* des „Russian Twist". Die Dauer dieser Übung sollte 1 Minute betragen.

Die Wahrheit über den Insulinspiegel

Wer sich mit ***sinnvollem Abnehmen*** beschäftigt, kommt um den Begriff „**Insulin**" nicht herum.

Was ist Insulin?

Der **Glucosegehalt** in unserem Blut wird durch einen *Regelkreis bestehend aus zwei Hormonen reguliert.* Wichtig dabei zu wissen ist, dass diese zwei Hormone in ***Abhängigkeit von der Blutzuckerkonzentration*** ausgeschüttet werden. Je höher der Blutzucker, desto höher die Insulinausschüttung.

Dabei ist **Insulin** das einzige Hormon im Körper, das die Blutzuckerwerte verringern kann. Sein **Antagonist ist Glucagon**, das in der Lage ist, die Blutzuckerwerte zu erhöhen.

Aber auch Adrenalin, Kortisol und bestimmte Schilddrüsenhormonen haben die

Fähigkeit, den Blutzucker im Körper zu steigern.

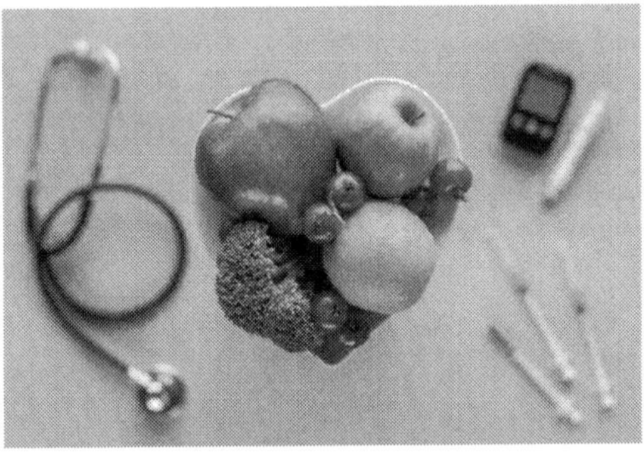

Vor allem, wenn du **kohlenhydratreiche Nahrungsmittel** zu dir nimmst, steigt der Blutzuckerspiegel in deinem Körper an. Geschieht das, kommt es zur Insulinausschüttung.

Je mehr Zucker im Blut, desto mehr Insulin wird ausgeschüttet.

Dabei wirkt dieses Hormon auf den Fett- und Aminosäurestoffwechsel und auf den Kaliumhaushalt und ist wesentlicher **Auslöser für folgende Krankheiten**:

- Diabetes mellitus (auch Altersdiabetes)
- Hyperinsulinismus

- Insulinom
- Insulinresistenz
- Metabolisches Syndrom

Diese Erkrankungen willst du natürlich verhindern. Indem du nun während deiner Bemühungen Gewicht zu reduzieren deine ***Insulinwerte „kontrollierst“***, kann dein Körper täglich Muskulatur aufbauen und dabei genügend Fett verbrennen.

Dabei ist zu beachten, dass das Hormon ***Insulin für Muskelwachstum und die Speicherung von Muskelglykogen zuständig*** ist. Schüttet dein Körper also große Mengen an Insulin aus, kommt es unweigerlich zur verstärkten Abspeicherung von Körperfett. *Du nimmst an Gewicht zu.*

Gleichzeitig führt die erhöhte Insulinausschüttung dazu, dass *die Fettverbrennung gehemmt* wird. Willst du also am selben Tag Muskeln aufbauen und Fett verbrennen, bist du gezwungen, die Insulinproduktion deines Körpers durch eine ***kontrollierte Zufuhr von Kohlenhydraten*** zu manipulieren.

Doch die Wahrheit über Insulin ist zwiespältig in ihrer Konsequenz. Es ist leider eine Komponente der menschlichen Natur, Dinge entweder als „gut“ oder „schlecht“ einzuordnen. Dabei sind so viele Dinge in Wirklichkeit weder noch bzw. beides zugleich.

Menschen, die Fett verbrennen wollen, um abzunehmen, bezeichnen Insulin als ein „schlechtes“ Hormon. Es macht uns dick, beeinflusst zudem auf negative Weise den Fettstoffwechsel und erhöht dabei die Fettabspeicherungsrate.

Menschen, die Muskeln aufbauen möchten, bezeichnen Insulin dagegen als „anaboles“ und „antikataboles“ Phänomen. Für einen Abnehmwilligen bedeutet das eine Zwickmühle. ***Der Dicke wird nicht dünner und der Dünne wird nicht dicker***.

Obwohl Insulin dein persönlicher „Feind“ sein mag, ist es tatsächlich anaboler als viele Wachstumshormone. Es ist sogar so wahllos **anabol**, dass es sowohl zum **Aufbau von Muskel als auch zur Abspeicherung von Fett dienlich** ist.

Es ist ein schlichter Arbeiter in deinem Körper, dessen primäre Aufgabe darin besteht, einen ***gleichmäßigen Blutzuckerspiegel*** in einem Bereich von 80–100 mg/dl zu gewährleisten. Wenn dein Blutzuckerspiegel auf über 100 mg/dl ansteigt, beginnt deine Bauchspeicheldrüse mit der Insulinausschüttung. Das Hormon sorgt für die Entfernung der überschüssigen Glucose und transportiert diese zu einer Lagerstätte ab. Das ist dort, wo du die Glucose am wenigsten brauchst, z. B. im Bauchbereich. Sie wird vom Insulin aber auch in die Leber entsorgt, was zur Fettleber führen kann.

Ob du Probleme mit deinem Gewicht hast, darum schert sich das Hormon nicht. Es ist ein interessantes Beispiel dafür, wie ***Körper und Geist gegeneinander arbeiten*** können. Oder aber der Geist, der über dem Körper steht, ist in der Lage dieses in seiner Aktivität zwiespältige Hormon zu kontrollieren. Und zwar durch die richtige Ernährung.

1. Wofür Insulin „gut" ist

Es dient der **Proteinsynthese**, indem es die sogenannten ***„Ribosome" zur Bildung von Proteinen anregt.*** Unsere Muskeln bestehen aus Proteinen. Im *„Textbook of Medical Physiology"* von *Guyton* und *Hall* ist zu lesen:

*"Insulin schaltet über irgendeinen noch unbekannten Pfadweg die '**Maschinerie der Ribosome**' ein. In Abwesenheit von Insulin hören Ribosome ganz einfach damit auf zu arbeiten – fast so, als ob Insulin einen ‚ein - aus' Schalter bedienen würde."*

Weiterhin **hemmt Insulin den Abbau von Proteinen**, was den Muskeln natürlich zugutekommt. Seine antikatabole Natur ist genauso bedeutsam wie seine anabole Natur, denn täglich synthetisiert unser Körper etwas Protein, baut aber auch gleichzeitig wieder Protein ab. *Natürlich musst du mehr Protein synthetisieren als abbauen, um Muskelmasse aufzubauen.*

Die Frage des Muskelaufbaus und Muskelabbaus kann vielleicht ganz gut mit dem Geldverdienen verglichen werden und dem Umstand, dass es keine Rolle spielt, wie viel Geld man verdient. Wichtig ist es nur, was man davon für sich behalten kann. Und das lässt sich ***manipulieren***.

Insulin transportiert außerdem die **lebenswichtigen Aminosäuren** in unsere Muskelzellen. Dabei handelt es sich um verzweigtkettige Aminosäuren, die sogenannten **„BCAAs“**, die man auch häufig in Trainingsernährung wiederfindet.

Dieses Hormon ist auch für die Erhöhung einer Aktivität zuständig, die man „***Glykogen-Synthase***“ nennt. Das betrifft Enzyme, die die Glykogenbildung anregen, was zur Speicherung von Glucose im Muskelgewebe notwendig ist. Dadurch werden Leistungs- und Regenerationsfähigkeit der Muskulatur verbessert. Die Muskeln sehen voller und dichter aus.

2. Wofür Insulin „schlecht“ ist

Insulin ist für die Hemmung eines Enzyms verantwortlich, das **„hormonsensitive Lipase“** genannt wird und für das ***Aufbrechen von Fettgewebe*** zuständig ist. Wenn gespeichertes Fett nicht aufgebrochen wird, damit es verbrannt werden kann, wird man nicht schlanker.

Es bewirkt auch die Reduzierung der Verwendung von Fett zur Energieversorgung des Körpers. Das bedeutet, dass es den Körper dazu bringt, zum Zwecke der Energieproduktion Kohlenhydrate zu verbrennen. Anders ausgedrückt heißt das, dass Insulin den ***Schutz der Fettdepots*** bewirkt. Das mag für deine Figur negativ sein, doch es zeigt wieder, dass Insulin eine Funktion besitzt, die darin besteht, überflüssige Glucose aus deinem Blut zu entsorgen. Das wird erreicht, indem Insulin sowohl Kohlenhydrate speichert, als auch verbrennt.

Weiterhin dient Insulin der ***Steigerung der Fettsäuresynthese in der Leber***. Dieser Prozess ist der erste Schritt zum Aufbau von Körperfett, was von der Verfügbarkeit nicht brauchbarer Kohlenhydrate abhängig ist – das sind die Kohlenhydrate oberhalb der Menge, die sofort für die Energieversorgung verstoffwechselt oder aber als Glykogen abgespeichert wird.

Außerdem aktiviert Insulin die sogenannte „***Lipoprotein Lipase***“. Wenn es zu dieser Aktivierung kommt, bricht die Lipoprotein Lipase Triglyceride so auf, dass die Fettsäuren absorbiert werden können. Diese werden dann schnell aufgesaugt, wieder in Triglyceride umgewandelt und in den Fettzellen eingelagert.

Das Enzym, das Fett aufbricht, ist doch eigentlich ein **„gutes“ Enzym**. *Warum sollte man also die Aktivität des Insulins verhindern wollen?*

Dazu muss man daran denken, dass ***Insulin die Fettsäuresynthese in der Leber erhöht***. Werden diese zusätzlichen Fettsäuren in Triglyceride umgewandelt, werden sie von Lipoproteinen, wie z. B. VLDL, in den Blutkreislauf verbracht. Dort sollen sie sich eine neue Heimat suchen. Triglyceride können normalerweise aber von den Fettzellen nicht aufgenommen werden. *Erst wenn die Lipoprotein Lipase vom Insulin aktiviert wird, kann es geschehen.*

Des Weiteren ist Insulin für die **Förderung des Glukosetransports in die Fettzellen** verantwortlich. Dabei erleichtert es die Bewegung der Glukose durch die Fettzellmembrane hindurch in die Fettzellen.

3. Die Lösung des Rätsels

Die meisten Rätsel entstehen dann, wenn die Menschen nicht bereit sind sich mit dem, was das Rätsel eigentlich ausmacht, vorurteilsfrei zu beschäftigen. Insulin ist kein Rätsel, schon gar *nicht ist dieses Hormon ein „Bösewicht" in unserem Körper.*

Es ist eine Substanz, die die Bauchspeicheldrüse absondert, um Einfluss auf verschiedene Organe und Gewebe zu nehmen. ***Es dient der Einlagerung von vitalen Nährstoffen***. Essen wir z. B. Proteine, werden sie zu Aminosäuren. Essen wir Kohlenhydrate, werden sie zu Glukose. Fette, die wir aufnehmen, werden zu Fettsäuren, die in den Blutkreislauf abgegeben werden.

Aus diesem Grunde steigt unser Insulinspiegel an, wenn wir Nahrung aufnehmen. Wenn die **Nahrung verstoffwechselt** worden ist, sinkt der Spiegel wieder ab. Es ist nur klar, wenn wir Nahrung mit viel ***Zucker oder Kohlenhydraten*** zuführen, sorgen wir selbst für den schnellen Anstieg der Insulinausschüttung. Wir sind also in gewisser Weise selbst dafür verantwortlich.

Insulin wird oft nur zum **Sündenbock**. Dahinter steckt die Gleichung:

Viel Kohlenhydrate = viel Glukose = viel Insulin = Fettzunahme

Bedenken wir die **Wirkungsweise von Insulin**, kommen wir zu dem Schluss:

Insulin speichert zwar Fett ein, aber es macht nicht dickt. ***Zu vieles Essen macht dick.*** Und das entscheiden wir selbst. Letztlich kommt es auf die eingangs erwähnte **Energiebilanz** an, die immer ganz persönlich ausfällt. *Es ist nicht möglich, Fett abzubauen und gleichzeitig eine positive Kalorienbilanz zu ha-*

ben. Auch nicht, wenn man Kohlenhydrate vollkommen weglässt. Auf der anderen Seite baut unser Körper keine *Muskulatur* auf, wenn es in unserem Körper keine überschüssige Energie gibt.

Wenn du also etwas zu dir nimmst, werden die zugeführten Nährstoffe, die dein Körper nicht sofort benötigt, in **Körperfett** angelegt. Dieses Fett wird dir dann aber als **Energie** bereitgestellt.

Fazit: Wenn du unterhalb deines Kalorienverbrauchs bleibst, also nur so viel isst, wie du auch Hunger hast, kannst du gar nicht zunehmen.

Das Hormon Insulin dient nur dem **anabolen Transport von Substanzen**. Diese Aufgabe erfüllt es „gewissenhaft". Es ist dem Insulin egal, ob es Muskeln oder Fett aufbaut. Es denkt dabei nur an das Überleben des „Körpers".

Seine Hauptaufgabe dient der **Regulierung Blutzuckerspiegels**. Es ist aber möglich, Insulin zu manipulieren, indem man seine Ausschüttungsquote durch die Ernährung in optimaler Weise anregt.

4. Die Arbeit mit dem Insulinspiegel

Dafür aber musst du wissen, wo du dich gerade befindest. *Wie sieht es also mit deinem Fettabbau bzw. Muskelaufbau genau aus? Was ist deine Intention?*

- **„Du möchtest nur deine Muskulatur aufbauen?“**

Wenn das dein primäres Ziel ist, dann ist ein **hoher Insulinspiegel notwendig**, und das insbesondere in der Zeit rund um das Training. Damit machst du dir den Vorteil zunutze, dass die *Membranzellen deiner Muskeln zu dieser Zeit durchlässig* sind. So kann *Glucose oder die BCAAs* in sie eindringen.

- **„Du willst nur Fett verlieren?“**

Wenn das dein primäres Ziel ist, dann sollte der Insulinspiegel den ganzen Tag über **so niedrig wie möglich** sein. Selbst wenn dir dein Muskelaufbau egal ist, so gilt es immer noch zu beachten, dass ein bestimmter Insulinspiegel rund um die Trainingszeit herum vorhanden ist. *Dadurch wird der trainingsinduzierte Katabolismus gestoppt, Glucose und Aminosäuren werden in die Muskulatur geleitet.*

- **„Du willst Muskeln aufbauen und Fett verlieren?"**

Allgemein wird oft behauptet, es sei unmöglich, fettfreie Muskeln aufzubauen und parallel Fett zu verlieren. Man behauptet weiter, man müsse immer zwischen Massephasen und Definitionsphasen abwechseln, um das **Ergebnis von mehr Muskeln und weniger Fett** zu erreichen.

Wenn der Blutzuckerspiegel erhöht ist, wird automatisch Insulin ausgeschüttet, *Glucose wird als Glykogen in Muskeln und Leber abgespeichert.*

Wenn der Spiegel niedrig ist, wird die Insulinausschüttung gestoppt und *Fett als Energiequelle für die Körperfunktionen angezapft.*

Insulin funktioniert wie ein „**Schalter**“, der momentan **kontrolliert, ob Fett verbrannt oder Muskeln aufgebaut** werden müssen. Diese Prozesse nehmen nicht den gesamten Tag in Anspruch. Es ist eine Frage von Minuten. *Das bedeutet wiederum, dass du deinen Tag nach Zeiten, in denen dein Körper sich auf den Muskelaufbau konzentriert, und nach Zeiten, in denen er sich auf die Fettverbrennung konzentriert, einrichten kannst.* Die Dauer dieser Phasen kannst du manipulieren.

Willst du ***Muskelmasse aufbauen***, bewirkst du, dass mehr Insulin ausgeschüttet wird. Das ist der Fall in der Zeit rund um eine Trainingseinheit.

Nach dem Training sind die ***Glykogenspeicher*** von Leber und Muskeln gewissermaßen „entleert“. Darum sind sie nun bereit, Glucose aufzunehmen. So ist es zweckmäßig, zu dieser Zeit Kohlenhydrate zu dir zu nehmen.

Um den Faktor des ***Fettabbaus*** ebenfalls abzudecken, hältst du den Insulinspiegel während des restlichen Tages so niedrig wie möglich.

BONUS 1: Funktionieren Fatburner?

„Fatburner“ sollen der Bezeichnung nach **„Fett-Verbrenner“** sein. *Doch sind sie wirklich so effektiv, wie die Hersteller es ankündigen?*

Eingangs sei vorweg geschickt, dass Fatburner **keine Allheilmittel** sind. Sie sind Diät-Zusätze, *können aber eine vernünftige und auf die individuellen Nöte zugeschnittenen Diät nicht ersetzen.* Auch schaffen sie es nicht, dein Körperfett so einfach wegzubrennen. Doch nutzlos sind sie auch nicht.

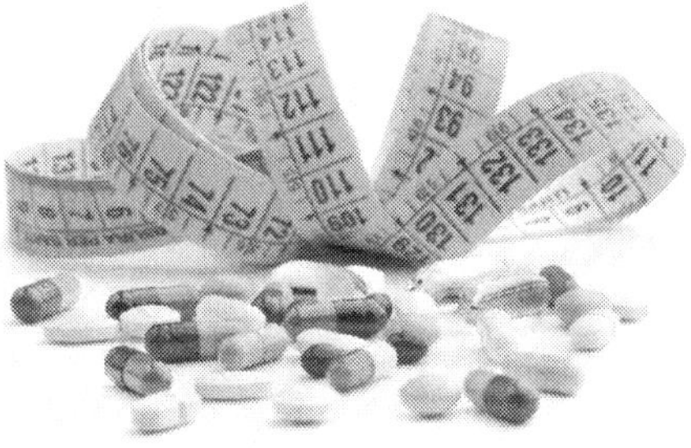

Was also sind Fatburner, wie funktionieren sie und wie kann man sich richtig einsetzen?

Fatburner sind Tabletten, Pulver oder Flüssigkeiten bestehend aus hoch **konzentriertem Koffein, Vitaminen und Mineralien**. Sie enthalten neben diesen Stoffen auch **Carnitin, Chitosan, Linolsäuren und Kalzium**.

Der Haupteffekt allerdings muss dem enthaltenen **Koffein** zugeschrieben werden. Dadurch kann man sie mit so manchen Erkältungsmitteln vergleichen, deren Hauptwirkung sich aus dem enthaltenen Alkoholanteil ergibt. Auch diese Mittel sind nicht sinnlos. *Es gibt einige Fatburner, deren Inhaltsstoffe in manchen Ländern sogar verboten sind. Dazu zählen T5 und Ephedrin.*

Oft werden typische Fatburner auch im Kontext ***„fettverbrennender" Lebensmittel*** verbreitet. Das ist reines Marketing und absolut falsch. Es gibt kein Lebensmittel, das Fett verbrennen könnte. Auch gibt es keine legale Substanz, die in der

Lage wäre, gezielt Fett zu reduzieren oder sogar Muskeln aufzubauen.

Wenn du dir einen Fatburner besorgen möchtest, solltest du weniger die Werbung auf der Vorderseite, sondern mehr die Produktinformationen auf der Rückseite prüfen.

In normalen handelsüblichen Fatburnern finden sich *Zutaten wie Koffein, Grüntee-Extrakt, Vitamine, Linolsäure, Magnesium, L-Carnitin und Enzyme.* In legalen Fatburners wirst du keine zugesetzten Hormone finden, die als Dopingstoffe gelistet sind. Einer dieser Stoffe, *Ephedrin, ist in Deutschland nicht legalisiert.*

Es muss dir klar sein, dass die Wirkung dieser Zutaten in einem Fatburner ***nicht durch schlüssige wissenschaftliche Studien nachgewiesen*** werden konnte. Einzig Koffein, Grüntee-Extrakt und Magnesium haben ihre nachgewiesenen Effekte auf den Organismus. Doch diese Wirkungen hatten sie auch, bevor es Fatburner im Handel gab.

Die sogenannte **„Supplement-Industrie“** verkauft Fatburner gerne mit dem Slogan, sie würden ***„Fett zum Schmelzen bringen“***. Das tun sie natürlich nicht. Alles, was sie bewirken, ist die Aktivierung deines Stoffwechsels. Dieser Effekt wird bewirkt durch eine verstärkte Kalorienverbrennung, verursacht durch die erhöhte Ausschüttung von Adrenalin.

Das Entscheidende aber bleibt: ***Nimmst du mehr Kalorien zu dir, als dein Körper benötigt, nimmst du automatisch zu.*** Ein Fatburner kann diese biologische Tatsache des Stoffwechsels nicht ändern. So ist es also nur sinnvoll einen Fatburner zusätzlich einzusetzen, wenn du deine Ernährung grundsätzlich im Griff hast.

Fatburner sind in der Lage, eine **Gewichtsreduktion** wie folgt zu beschleunigen:

- Zügelung deines Appetits, bewirkt durch den Stoff Synephrin

- Erhöhung deiner Körpertemperatur, bewirkt durch Koffein und Grüntee-Extrakt
- Erhöhung deiner Körperaktivität, Ausschüttung von Adrenalin, bewirkt durch Koffein

Man erkennt anhand obiger Angaben, dass sich die Wirkungsweise von Fatburnern auf die **Kalorien- bzw. Energiebilanz** bezieht. Erhöht sich deine Körpertemperatur und bewegst du dich mehr, kommt es natürlich zu einem höheren Kalorienverbrauch.

Nur der erste Punkt bedeutet auch wirklich eine Veränderung deiner Kalorienbilanz durch verminderte Nahrungsaufnahme. Immer ist es vor allem das **Koffein**, dass diese Effekte bewirkt. Man kann sich mit Recht die Frage stellen, ob in diesem Falle nicht eine Tasse Kaffee am Tag mehr denselben Effekt hat.

Nimmst du einen Fatburner zu dir, ist die Menge der *tatsächlich verbrannten Kalorien nicht gerade sehr hoch.* Sie beträgt vielleicht 0,05 % pro Woche. Das hängt aber auch davon ab, welche Diät du machst und wie erfolgreich du die Maßnahmen durchhältst.

Am besten ist es, eine erfolgreiche Diät durchzuführen und Fatburner nur dann einzusetzen, wenn du die ohnehin guten Ergebnisse noch steigern willst. Aber zu schnell sollte das Abnehmen auch nicht vonstattengehen, denn damit läufst du Gefahr, auch an Muskelmasse zu verlieren.

Hinter dem Fatburner-Prozess steckt folgendes medizinisches „Geheimnis“:

Die Einnahme des Fatburner erhöht den **NEAT-Wert**, hinter dem sich die *„non-exercise thermogenic activity“* verbirgt. Das klingt kompliziert, ist es aber eigentlich nicht. NEAT bezeichnet eine ***erhöhte thermogenetische Aktivität „außerhalb“ von Trainingszeiten***.

Es steht so gesehen für jegliche nicht sportliche Bewegung: Gehen, hinsetzen, aufstehen, mit den Füßen zappeln. Dein

Körper *steigert NEAT*, sobald du ihm überschüssige Energie zukommen lässt. Er *verringert NEAT* wieder, wenn das nicht geschieht.

Stoffe wie **Koffein** oder auch **Cayenne-Pfeffer** können eine Anhebung des NEAT bewirken. Das ist die Ursache für dein Schwitzen, wenn du scharfe Gewürze zu dir nimmst oder scharf isst.

Wie du oben bemerkt hast, stellt Koffein eine der Hauptsubstanzen dar, die in Fatburnern enthalten sind. ***Koffein trägt nicht nur zur Fettverbrennung bei, es macht dicht durch seine „aufputschende" Wirkung auch im Training effektiver.*** Koffein ist gut für Menschen geeignet, die sich während der Arbeit stark konzentrieren müssen, denn man kommt an einen Punkt, an dem man wegen seiner reduzierten Kalorienzufuhr nur noch ans Essen denken muss. Das stört die Konzentration. Koffein schafft da Abhilfe, wirkt als mit anderen Worten als Appetitzügler.

Haben Fatburner Nebenwirkungen?

Dabei kommt es offenbar eher auf das jeweilige Produkt an, das du einnimmst. Normalerweise äußern sich Nebenwirkungen in **Schweißausbrüchen** und **Herzrasen**. Das ist größtenteils wieder dem Koffein geschuldet. Diesen Effekt kennst du auch vom Kaffeetrinken.

Es kann aber auch schlimmere Folgen für die Gesundheit haben. Wenn du einen ***Fatburner in Kombination mit Medikamenten gegen erhöhten Blutdruck oder Depressionen*** einnimmst, können diese Nebenwirkungen verstärkt werden. Würdest du z. B. den Stoff Yohimbin zuführen, der in Deutschland z. B. nicht legal gehandelt werden darf, könnten teilweise *Angstzustände* auftreten.

Sei also vorsichtig bei der Einnahme von Fatburnern. *Empfehlenswert ist eine tägliche Dosis von 0,2 mg/kg Körpergewicht.* Diese Dosis sollte nicht überschritten werden.

Aber es gilt auch Vorsicht walten zu lassen, wenn man sich für sogenannte **„Car-**

bo"- oder „Fettblocker" entscheiden sollte. Mit diesen Präparaten wird in der Regel die ***Aufnahme von Kohlenhydraten oder Fetten verhindert***, was noch schlimmere Nebenwirkungen zur Folge haben kann. *Es ist empfehlenswert, nicht zu solchen Mittel zu greifen.* Es kann sogar sein, dass sie eine Mangelernährung verursachen.

Erwarte nicht zu viel von **Fatburnern**. Sie sind nur in der Lage, einen kleinen Teil deiner Fettverbrennung anzukurbeln. ***Die Hauptarbeit leistet deine veränderte Ernährung und deine Lebensgewohnheiten.*** Außerhalb einer Diät solltest du auf Fatburner ganz verzichten.

Versuche niemals Fett abzubauen und gleichzeitig deine Muskulatur aufzubauen. Das funktioniert nicht. Daran können auch industrielle Fatburner nichts ändern. Der erhöhte Energieverbrauch von Fatburnern ist insbesondere für richtige Athleten interessant, die sie z. B. im Zuge ihrer Vorbereitungen auf eine Bodybuilding-Show einnehmen, wobei sie sich gleichzeitig ohnehin an der Untergrenze der Kalorienbilanz befinden.

Gut einzusetzen sind Fatburner gewissermaßen als „**Joker**", wenn du mit deiner Diät schon so gut wie durch bist. Bei einer Diät solltest du aber darauf achten, einen ***Fatburner nicht zu früh einzusetzen***. Der Grund liegt auf der Hand: Wenn sich dein Körper schon mehr oder weniger an die Gewichtsabnahme während der Diät gewöhnt hat, kann der Fatburner *keine „negativen" Einflüsse* mehr haben. Das bedeutet im Umkehrschluss: Wenn du zu früh einen Fatburner zu dir nimmst, kann sich dein Körper an diesen schneller anpassen und der *Abnehmerfolg unter Umständen ausbleiben.*

Wenn du dich für einen Fatburner entscheidet, achte darauf mit der ***minimalen Dosis*** zu beginnen. Warte dann mindestens 2 Wochen, bevor du diese steigerst.

Wie du auf einen Fatburner reagierst, hängt sehr stark von den ***enthaltenen Substanzen*** ab, auf die jeder Mensch anders reagiert. Wenn du Fatburner nimmst, ist es selbstverständlich, deinen „normalen" Koffeinkonsum herunterzufahren. Andernfalls führst du deinem Körper zu viel Koffein zu, was z. B. deinen Schlaf beeinträchtigt.

Schlechter Schlaf aber gilt als einer der Hauptursachen für Stoffwechselstörungen. ***Schlaf*** ist einer der wesentlichsten Faktoren für eine erfolgreich verlaufende Diät. Außerdem neigt der Körper dazu, sich dem Koffeinlevel anzupassen, wodurch du diesen, wenn du unachtsam bist, nach und nach steigerst. *Fatburner also nur während des Tages, niemals am Abend zu dir nehmen.*

Zusammenfassend ist zu sagen, dass Fatburner zwar funktionieren (auch wenn sie kein „Fett verbrennen"!), jedoch eine Diät nicht „abkürzen" können. Sie sind also kein „Muss" für dich, wenn du Gewicht verlieren willst.

Außerdem sind es industrielle Präparate, die man sowieso vermeiden sollte, wenn man den ganzheitlichen Ansatz verfolgt. Anstatt einen Fatburner einzunehmen, verlass dich lieber auf deinen täglichen Bewegungs- und Ernährungsplan. Wenn du ihn einhältst, kannst du dankend auf

Fatburner verzichten. Nur wenn du kurz vor Beendigung deiner Diät stehst, bisher Erfolg mit dem Abnehmen hattest und noch mal „alles“ rausholen willst, sind Fatburner vielleicht eine gute Idee.

BONUS 2:
Crashkurs
Ketogene Ernährung

Wenn es um die Form der Diät geht, sollte eine Variante nicht unerwähnt bleiben, die besonders in den letzten Jahren immer mehr Menschen interessiert.

Man hört immer mehr vom **Keto-Diät-Hype**, d. h. von der rigiden „Low Carb"-Methode oder der sogenannten „High-Fat"-Ernährung.

Doch wie funktioniert eine ketogene Diät überhaupt?

Diese Form der Diät stellt eigentlich eine ***„No"- oder „Low-Low Carb"-Ernährung*** dar. Während der Körper bei „normaler" Ernährungsweise die aufgenommenen Kohlenhydrate als Energiequelle nutzt, wird er bei ketogener Diät auf den ***Fettstoffwechsel*** umgestellt.

So wird diese Form der Ernährung z. B. von Sportlern, die Ausdauersportarten betreiben, ***vor Wettkämpfen*** genutzt. Wie sehr jedoch ernsthafte Bemühungen um eine Gewichtsreduktion ausgenutzt werden können, zeigen jüngste Meldungen, dass man mit einem – industriell hergestellten – ***Brownie-Fudge oder Peanut-Butter-Cups*** einfach und genial abnehmen kann. Sogar von ***weißer Schokolade*** ist die Rede. Meldungen wie diese sind mit **Vorsicht** zu genießen, dienen sie doch meistens dazu, nur zeitweilige einen Hype zu unterstützen und Menschen zu einem unsinnigen Konsumverhalten zu verleiten.

Dazu zählen auch Kreationen, die über Pinterest verbreitet werden. Dort wird von „***Fatbombs***" gesprochen, die aus Kokosnussöl, Kakaobutter, Butter oder Frischkäse bestehen sollen.

„**Ketogen**" im ursprünglichen Sinne sind Speisen nur dann, wenn sie ***extrem kohlenhydratarm und sehr fettreich zubereitet*** werden. Wenn du das bei einem Fudge oder Butter-Cup gewährleisten kannst, bist du auf der ketogenen Ernährungsschiene.

Eine ketogene Diät bedeutet die **radikale Reduzierung von Kohlenhydraten** in der Nahrung. Demgegenüber soll der **Fett- und Eiweißgehalt** in den Lebensmitteln **drastisch erhöht** sein. Dadurch soll der Körper trainiert werden, das aufgenommene Fett und sogenannte „Ketonkörper" umzuwandeln. Diese dienen ihm dann gewissermaßen als „Ersatz"-Glucose.

Die Folge dieser Ernährungsweise sind ein ***gesteigerter Stoffwechsel und verbesserte Leistungsfähigkeit***. Die negative Seite ketogener Ernährung ist, dass es zu ***Mineralstoff- und Vitaminmangelerscheinungen*** kommen kann, die dann dem Körper zusätzlich über Nahrungsergänzungsmittel zugeführt werden müssen.

Die ketogene Diätform leitet sich eigentlich von einer ***Therapie zur Behandlung schwerer epileptischer Anfälle*** ab. Mediziner vermuten, dass sich der erhöhte Ketonkörper-Anteil im Blut positiv auf die Krankheit auswirken würden. Die vermehrten Ketonkörper entstehen während des Abbaus der Fettdepots. Ketogene Ernährung hat in diesem spezifischen medizinischen Kontext das Ziel, die Anfallshäufigkeit bei Epileptikern, aber auch die Dosis der einzunehmenden Präparate zu reduzieren.

Da eine **ketogene Diät** dem Körper einiges abverlangt, sollte sie **nur unter Aufsicht eines Arztes** durchgeführt werden. Dabei ist ein regelmäßiger Gesundheitscheck nicht zu umgehen. Zudem ist die ketogene Ernährung nicht als dauerhafte Lösung geeignet.

Man kann zwar mit ihr Gewicht reduzieren, muss sich aber um eine andere Ernährungsweise kümmern, wenn man die Diät wieder absetzt. So ist es sinnvoller, von ***vornherein eine Diät zu wählen, die man dauerhaft in den Alltag integrieren*** kann. Ernährt man sich zu lange auf ketogen, besteht die Gefahr der Übersäuerung. Darum sollte man diese spezifische Form der Diät immer wieder zwischenzeitlich unterbrechen.

Welche Nahrungsmittel darf man während deiner Keto-Diät zu sich nehmen und welche nicht?

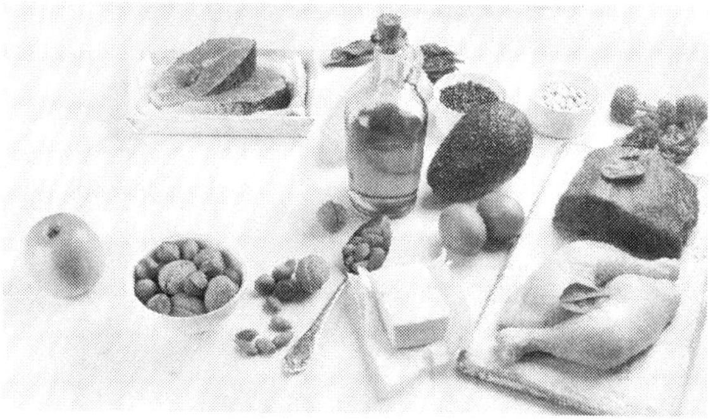

Da der Energiebedarf nur zu etwa 5 % von Kohlenhydraten gedeckt werden sollte, dafür aber zu **35 % Proteine** und sogar zu **60 % Fette** erlaubt sind, schränkt sie die Wahl der Lebensmittel automatisch etwas ein.

Erlaubt sind:

- Pflanzenöle, wie z. B. Kokosnussöl und Olivenöl
- Butter und Ghee, aber auch Schmalz
- Fleisch
- Fetter Fisch

- Nüsse
- Gemüsesorten mit wenig Fruchtzucker- und Stärkeanteile, wie z. B. Pilze, Blattsalate, Gurken, Spargel, Spinat, Zucchini, Avocado, Kohl, grüne Bohnen, Aubergine

Folgende Nahrungsmittel sind hingegen **strikt verboten:**

- Nudeln
- Reis
- Brot
- Haferflocken
- Hülsenfrüchte, wie z. B. Linsen, Kichererbsen, Kidneybohnen
- Kartoffeln
- Wurzelgemüsesorten, wie z. B. Möhren, Rote Bete, Pastinaken
- Rote Gemüsesorten mit einem hohen Fructoseanteil, wie z. B. Tomaten, rote Paprikaschote

Obst gehört eigentlich bei allen Diätformen zu den Standard-Nahrungsmitteln. Im Falle der ketogenen Diät ist es anders. Ernährst du dich ***strikt ketogen***, kommen Früchte nur dann infrage, wenn sie nur über ***wenig Fruchtzucker*** verfügen. Das sind z. B. *Zitronen, Brombeeren, Himbeeren und Blaubeeren.* Bananen sind tabu, denn sie enthalten zu viel Stärke und Fruchtzucker. Auch die allseits beliebten Äpfel, Erdbeeren und Pflaumen sind nicht für eine ketogene Diät geeignet und müssen daher weggelassen werden.

*Was nun sind die **Vor- und Nachteile** der ketogenen Diät?*

Man muss zugeben, dass die Nachteile tatsächlich überwiegen, wenn es sich bei dem Abnehmwilligen um einen Menschen handelt, der ***kein Leistungssportler*** und auch sonst ***„normal" gesund*** ist.

Die **Nachteile** sind wie folgt:

- Starker Mundgeruch. Beim Stoffwechsel scheidet der Körper vermehrt Ketonkörper, d. h. organische Verbindungen, über den Mund aus.

- Nebenwirkungen: In der sogenannten „Umstellungsphase“ können aufgrund der ballaststoffarmen Ernährungsweise starke Müdigkeit und häufige Verstopfungen auftreten.
- Die Leber kann durch die Aufnahme sehr fettreicher Nahrungsmittel überlastet werden. Aus diesem Grunde sollte die ketogene Diät von Menschen, die an Fettleber oder Herzproblemen leiden, gemieden werden.
- Als dauerhafte Ernährung ist die Keto-Diät nicht nur „ungeeignet“, sondern darüber hinaus sogar „gefährlich“ im Sinne einer Übersäuerung. Es können aber auch Mangelerscheinungen aufgrund ausbleibender Vitamine und Mineralien oder Konzentrationsstörungen auftreten.

- Unterversorgung mit Mikronährstoffen und Vitalstoffen, da die ketogene Ernährung auf stark fructosehaltige Obst- und Gemüsesorten weitestgehend verzichtet
- Bei Frauen können Unregelmäßigkeiten beim Menstruationszyklus auftreten.

Bei normal gesunden Menschen können sich nach einer extremen Umgewöhnungsphase „**kurzfristig**" gesehen jedoch folgende **Vorteile** ergeben:

- Weniger Konzentrationsstörungen oder Konzentrationsschwankungen aufgrund der Tatsache, dass der Insulinspiegel durch eine verringerte Kohlenhydratzufuhr und erhöhte Proteinaufnahme auf einem konstanten Wert bleibt.
- Gesunde gesättigte Fettsäuren, wie z. B. aus Nüssen und fetten Fischen

bezogen, steigern die körperliche und mentale Ausdauer.

- Aufgrund der nur geringen Insulinausschüttung hast du seltener Heißhungerzustände.
- Aufgrund des Kohlenhydratdefizits aus Einfachzucker hast du einen verbesserten Blutzuckerspiegel.
- Du verlierst Gewicht.
- Die ketogene Ernährungsweise wirkt entzündungshemmend.
- Dein Hautbild ist verbessert.

BONUS 3: Geheimtipp - Stoffwechselkuren

Wenn du auf eine Diät verzichten und trotzdem Gewicht verlieren willst, gibt es die Option einer sogenannten „**Stoffwechselkur**".

Sie eignet sich auch für Menschen, die schon viele Diätformen ohne nennenswerte Erfolge ausprobiert haben. Doch eine Stoffwechselkur ist ***im Vergleich zu einer normalen Diät eine recht extreme Maßnahme***.

Wer sollte von einer Stoffwechselkur absehen?

Frauen, die schwanger sind, Minderjährige, sowie Menschen, die schwere körperliche Arbeit verrichten, sollten sich auf keinen Fall für eine Stoffwechselkur entscheiden.

Eine Stoffwechselkur bedeutet nicht, dass man sich zu ihrer Durchführung Urlaub nehmen muss. Menschen, die körperlich hart arbeiten, sollten ihren **Kalorienbedarf** erhöhen. Ein Wert von 1200 Kalorien sollte dabei nicht unterschritten werden.

Welche Risiken hat eine Stoffwechselkur?

Lässt man sich auf eine solche Kur ein, besteht das **Risiko der Mangelernährung**. Der Grund liegt in der niedrigen Kalorienzahl. Sie beträgt zwischen 500 und 700 und liegt damit deutlich unter der medizinisch empfohlenen Menge von ca. 1800 Kalorien pro Tag. Es muss noch mal betont werden: ***Die genannten täglichen 500–700 Kalorien bedeuten weniger als die Hälfte der normalen Menge während einer Diät.***

Man sollte darum darauf achten, dass es bei der Zufuhr von **Vitaminen und Mineralstoffen** nicht zu einer Unterversorgung des Körpers kommt. Das zerstört alle sinnvollen Bemühungen abzunehmen. Um eine Unterversorgung auszuschließen, ist es wichtig, sich einerseits gesund mit viel

frischem Gemüse und Obst zu ernähren, andererseits aber auch nicht auf die Einnahme von ***Nahrungsergänzungsmitteln*** zu verzichten.

Außerdem ist die Versorgung des Körpers mit ausreichend **essenziellen Fettsäuren** unbedingt zu beachten. Das kann sichergestellt werden, indem man regelmäßig ***Fisch*** zu sich nimmt oder aber auf die Einnahme von ***Kapseln mit Omega-3-Fettsäuren*** zurückgreift.

Anders als bei einer effektiven Diät sind bei einer Stoffwechselkur also Nahrungsergänzungsmittel notwendig. Bei der „originalen" Stoffwechselkur sind z. B. ***hCG-Globuli*** vorgesehen, es stehen aber auch Supplemente wie ***MSM*** (organischer Schwefel), ***OPC*** (Traubenkernextrakt), ***Omega-3-Fettsäuren, Vitamine, Mineralien, Eiweiß- und Flohsamenschalenpulver*** zur Verfügung.

Medizinische Belege für die Effektivität von Globuli liegen nicht vor; Eiweißpulver lässt sich sehr gut durch Bio-Eier ersetzen. Alle andere Substanzen sind für eine erfolgreiche Stoffwechselkur unerlässlich, gewährleisten sie doch einen gesunden Verlauf und beugen sie doch einer möglichen Mangelernährung vor.

Bevor du dich für eine Stoffwechselkur entscheidest, weil vielleicht andere Diät-Maßnahmen bisher keinen Erfolg gebracht haben, solltest du wissen:

Es auch möglich, mit einer niedrigkalorischen Diät und ohne Nahrungsergänzungsmittel Erfolg zu haben. Natürlich ist die ***Effektivität von Supplementen unbestritten***. Aus diesem Grunde ist es empfehlenswert, sich an nachstehender Liste zu orientieren, wobei das wichtigste Supplement zuerst genannt wird:

- MSM (organischer Schwefel)
- OPC (Traubenkernextrakt)
- Omega-3-Kapseln
- Vitamine und Mineralstoffe
- Flohsamenschalenpulver
- Eiweißpulver
- Globuli

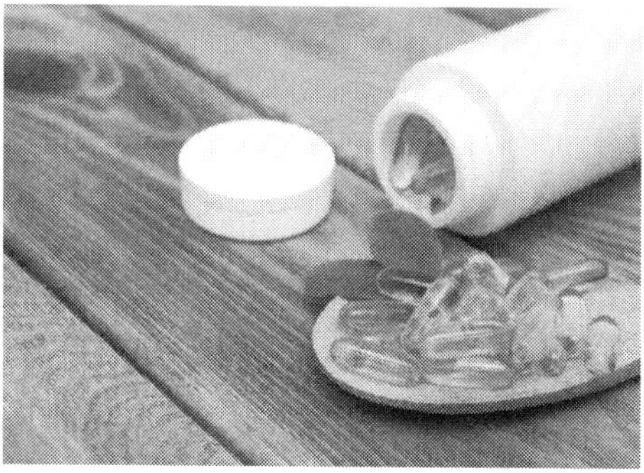

Da man anders als bei einer normalen Diät bei einer Stoffwechselkur auch Nahrungsergänzungsmittel kaufen muss, stellt sich die Frage, welche **Kosten** mit einer solchen Kur verbunden sind.

Da du Flohsamenschalenpulver, Proteinpulver, Omega-3-Kapseln, etc. kaufen musst, entstehen dir regelmäßige Kosten. Es gibt Anbieter, die sogenannte „***Pakete***" mit den am häufigsten verwendeten Produkten zusammenstellen und diese für ***überhöhte Preise*** anbieten, die zwischen 200 und 400 Euro schwanken. Man fügt ***Stoffwechselkur-Pläne*** hinzu, die du allerdings auch gratis im Internet bekommen kannst.

Darum solltest du dich dazu entscheiden, die notwendigen Nahrungsergänzungsmittel **einzeln** zu kaufen. *Gehst du so vor, kannst du zwischen 100 und 300 Euro sparen.*

Wie läuft nun aber eine Stoffwechselkur im Einzelnen ab?

Zuerst steckt man ein **Zeitfenster** für die Kur ab. Dabei wird ganz im Gegensatz zur Stoffwechseldiät die Zufuhr von hCG-Globuli vorausgesetzt. Es ist zulässig, dem Körper täglich etwa 500–700 Kalorien zuzuführen. Der Einsatz von Supplementen dient dabei der ***Entschlackung und Entgiftung des Körpers***.

Besonderen Fokus legt man in der Regel auf ***Traubenkernextrakt*** und ***organischen Schwefel*** und deren Wirkung als Nahrungsergänzungsmittel.

Es ist das Ziel einer Stoffwechselkur, das Gewicht zu reduzieren, den Körper zu entgiften und den Stoffwechsel wieder auf „normal" umzuschalten.

Die Kur besteht aus **vier Phasen**:

- Ladephase
- Diätphase
- Stabilisierungsphase
- Erhaltungsphase

Die **Ladephase** dauert etwa zwei Tage. In dieser Zeit steht die Ernährung in einem starken Kontrast zu dem, was in der Diätphase folgt. Das bedeutet, dass du ***an diesen zwei Tagen alles essen darfst, wonach dir der Sinn steht***. Du darfst noch mal so richtig „sündigen". Pizza. Burger, Süßigkeiten, etc.

Die eigentliche **Diätphase** sollte 21 Tage lang dauern und ununterbrochen absolviert werden. Während dieser Zeit ist die tägliche Kalorienzahl auf ca. 700 Kalorien beschränkt. Das erfordert jedoch einen strikten ***Ernährungsplan***, ohne den diese Werte auch nicht zu erreichen sind.

Morgens gibt es einen Shake oder ein kleines Frühstück, mittags und am Abend wird eine ***Proteinquelle*** mit Gemüse gereicht. Das kann z. B. fettiger Fisch sein. Was die Kreativität der Speisen betrifft, sind dir keine Grenzen gesetzt. Das Essen sollte nicht langweilig, sondern geschmackvoll und abwechslungsreich sein, um dir die ***Zeit der Entbehrung*** so angenehm, wie möglich zu gestalten.

Die **Stabilisierungsphase** hat keine feste Dauer. Sie ist flexibel einzurichten. Es sollten aber ebenfalls 21 Tage avisiert werden. Der Sinn dieser Phase ist es, deinen Stoffwechsel langsam wieder in den ***Normalzustand*** zurückzuführen.

Wenn du in dieser Phase allerdings deine tägliche Kalorienmenge zu schnell zu stark erhöhst, läufst du Gefahr „Opfer“ des ***Jo-Jo-Effekts*** zu werden. Darum solltest du die Kalorienmenge nur schrittweise erhöhen. Merke dir die Faustregel: 100 Kalorien pro Tag mehr. Damit erreichst du nach 14 Tagen bereits deinen normalen Energielevel zurück.

Doch in diesen zwei Wochen solltest du dich immer noch deiner Stoffwechselkur konform verhalten und ernähren. Erst in der dritten Woche kannst du deine ***Ernährung wieder normalisieren***. Das heißt, dass du z. B. wieder verstärkt Makronährstoffe, also Fett und Kohlenhydrate, zu dir nehmen kannst.

Ob du mit deiner Stoffwechselkur Erfolg hattest, wird sich in der letzten Phase, der sogenannten „**Erhaltungsphase**“ zeigen. *Konnten sich die neuen Ernährungs- und Lebensgewohnheiten in deinem Leben integrieren? Oder hast du sie bereits wenige Tage nach deiner Kur wieder aufgegeben?*

Ein Wort noch zu den Nahrungsmitteln, die während einer Stoffwechselkur erlaubt sind. Es ist ***besonders wichtig, viel Eiweiß aufzunehmen***, damit es nicht zu einem Muskelabbau kommen kann. Zudem sättigt Eiweiß besser und länger als kohlenhydratreiche Lebensmittel. Genaue Speisepläne kannst du im Internet finden.

Fazit

Obwohl der Titel lautet **„Fett verbrennen am Bauch“** fällt das Wort ***„Bauch“*** nur selten. Der Grund dafür ist im Text an mehreren Stellen genannt worden und soll hier noch einmal abschließend wiederholt werden.

Es ist definitiv nicht möglich, nur gezielt Fett am Bauch zu verbrennen, d. h. am Bauch abzuspecken. Alles, was man als Abnehmwilliger tun kann, ist sich auf eine **sinnvolle und nachhaltige Diät** einzulassen und das Gesamtgewicht zu reduzieren.

Es ist festgestellt worden, dass es keinen Sinn macht, eine Diät mal „***zwischendurch***“ zu absolvieren, um dann wieder in den Standardmodus der Ernährungsweise zurückzukehren. Wenn du Gewicht verlieren willst und deinen Status nach der Diät auch dauerhaft halten willst, ohne den ***Jo-Jo-Effekt*** aufzuliegen, ist der **ganzheitliche Ansatz unvermeidlich**.

Er kommt zudem den natürlichen Prozessen, die in deinem Körper während des Abnehmens vonstattengehen, auch am nächsten. Dazu gehört das **Mindset**, dass Körpergewicht nicht nur mit der Ernährung, sondern auch mit deinen anderen ***Lebensgewohnheiten*** aufs Engste verknüpft ist.

Erfolgreiches Abnehmen, ohne seinen Körper z. B. durch ausbleibende Vitamine, Proteine oder Mineralstoffe einer Mangelernährung auszusetzen, geht so:

Entweder weniger Kalorien zu sich nehmen, als der Körper benötigt

oder

mehr Energie verbrauchen, als der Körper aufnimmt.

Egal, wie herum du es drehst, du musst dabei deine ***Ernährung*** und deine ***körperliche Bewegung*** im Auge behalten. Um diese beiden Faktoren geht es primär. Beide haben direkten, maßgeblichen Einfluss auf deinen Fettstoffwechsel, d. h. die Verarbeitung der aufgenommenen Nahrungsmittel und ihrer Inhaltsstoffe.

Der **Fettstoffwechsel** muss darum bei einer Diät funktionieren bzw. wieder in Gang gesetzt werden. Das geschieht z. B. durch ***entschlackende und entgiftende Lebensmittel***, die du während deiner Diät zu dir nimmst.

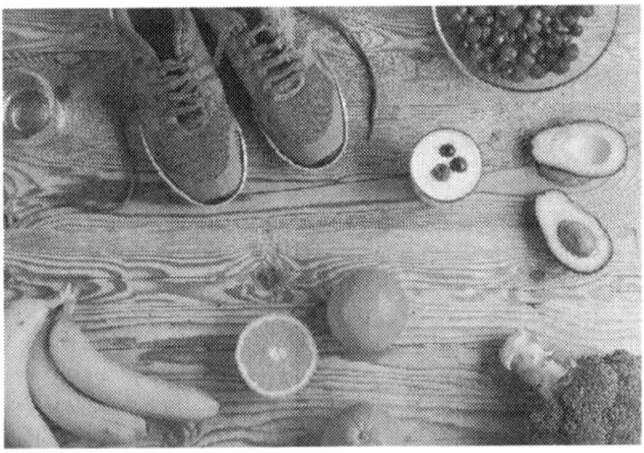

Das muss dir klar sein, bevor du eine sinnvolle Diät beginnst. Hast du dieses **Mindset** erst einmal, ist der Rest nicht mehr schwierig.

Die Art der Diät wählst du dann aus. Willst du auf eine **extreme Stoffwechselkur** verzichten, würden sich verschiedene Diätformen anbieten. *Aber warum eigentlich eine Diät übernehmen?* Werde einfach zum **Schöpfer deiner eigenen Diätform**.

Der Vorteil ist, dass sie an dich persönlich angepasst ist.

Vorsichtig musst du nur sein, dass du diese selbst gestylte Diät nicht zu „locker" werden lässt. Sie soll ja bewirken, dass du ***wirklich Gewicht verlierst***.

Bei deiner Diät solltest du dir folgende **Empfehlungen** zunutze machen. Nachstehend einige überschaubare Kriterien, die dir helfen, eine gute von einer schlechten Diät zu unterscheiden:

Eine gute Diät ist:

- ausgewogen, schmackhaft, vielseitig und vor allem auf „problemlose" Weise sättigend
- erlaubt mehr als 1.200 Kalorien täglich, bietet genug Vitamine, Proteine, Mineralstoffe und gesunde Fettsäuren
- berücksichtigt individuelle Allergien, Abneigungen und Vorlieben
- spricht keine absoluten Verbote oder Tabus aus

- verändert nachhaltig und dauerhaft falsche Ernährungsgewohnheiten und liefert außerdem zweckmäßige Alternativen
- fördert den Lernprozess hinsichtlich einer ganzheitlichen Lebensweise
- zeichnet sich durch Speisen mit normalen und nicht überteuerten Zutaten aus
- setzt auf schrittweises Abnehmen ohne Jo-Jo-Effekt
- reduziert und stabilisiert dauerhaft das Körpergewicht
- Fett wird abgebaut, Muskelmasse bleibt erhalten oder wird verbessert
- erhält die Freude am Essen

Wogegen sich eine **schlechte Diät** durch folgende Punkte auszeichnet: Eine solche Diät ist:

- unausgewogen, langweilig, unkreativ und einseitig

- wirbt mit einem Auskommen von weniger als 1.000 Kalorien pro Tag
- erhöht die Wahrscheinlichkeit einer Mangelernährung
- macht unrealistische Versprechen (z. B. „Blitzdiäten“)
- verbietet oder tabuisiert Nahrungsmittel, wie z. B. Süßigkeiten und persönlich bevorzugte Speisen
- verspricht eine „automatische“ Gewichtsreduktion
- der Lernaspekt bleibt unberücksichtigt
- verlangt den Kauf von zusätzlichen industriellen Präparaten, Pillen, Kapseln oder “Schlankmachern”
- verspricht eine rapide, mühelose Gewichtsabnahme
- wirbt mit unbekannten Experten, Instituten, deren Publikationen, Studien und Meinungen
- wirbt z. B. mit „Schockbildern“ übergewichtigen Menschen, die nach der

Diät das Idealgewicht haben sollen.

Abschließend ist noch einmal zu betonen, dass Menschen, die gerne Fleisch und Fisch essen, kein schlechtes Gewissen haben müssen. ***Fett verbrennen funktioniert, indem man Fett zu sich nimmt.*** Dabei kommt es wie dargelegt auf die Art der Fette an, die man zu sich nimmt.

Eine auf Dauer effektive Fettverbrennung kann durch eine ***bewusste Ernährungs- und Lebensweise*** positiv gesteuert werden. Dafür sind Kenntnisse über den menschlichen Fettstoffwechsel, über die Aufgabe gewisser Hormone und die Wirkungsweise bestimmter Inhaltsstoffe in unserer Nahrung notwendig.

Alles zusammengenommen ist das der Ausgangspunkt für erfolgreiches Abnehmen ... auch am Bauch!

Literaturverzeichnis

Dein Ernährungscoach, „Stoffwechsel beschleunigen: Die Wahrheit über Stoffwechsel beschleunigen, Stoffwechsel anregen, Stoffwechseldiät, Abnehmen & Fett verbrennen!“, Independently published (11. Oktober 2018)

Dresner, Isabella, „Stoffwechsel beschleunigen & anregen: Gesundheit ankurbeln leicht gemacht! Die besten Tricks um die Fettlogik zu überwinden & Fett zu verbrennen am Bauch und gesamten Körper! Inkl Stoffwechseldiät“, Independently published (18. Dezember 2018)

Feld, Tabea, „Stoffwechsel Rezepte: Ein Kochbuch für schnelle Rezepte, um den Stoffwechsel zu beschleunigen, Fett an Bauch, Beine und Po zu verbrennen und somit dauerhaft schlank zu sein.“, Independently published (31. Januar 2019)

Finke, Anja, „Abnehmen auf Knopfdruck: Schneller, einfacher & langfristiger Gewichtsverlust durch bewährte Abnehm-Methoden & gesunden Rezepten für den Thermomix (Mit Punkten & Low Carb Ernährungsplänen)“, Independently published (30. Januar 2019)

Fleck, Anne, Dr., „Ran an das Fett: Heilen mit dem Gesundmacher Fett“, Wunderlich; Auflage: 4. (22. Januar 2019)

Fleck, Anne, Dr., „Schlank! und gesund mit der

Doc Fleck Methode: Das Kochbuch - So werden Sie auch das innere Bauchfett los“, Goldmann Verlag (15. April 2019)

Food Experts, „Low Carb für Anfänger: Das Low Carb Kochbuch inkl. 30 Tage Plan für optimale Fettverbrennung mit 99 Rezepten“, Independently published (6. Dezember 2017)

Food Revolution, „LOW CARB FÜR BERUFSTÄTIGE: Kochbuch mit 111 Low Carb Rezepten für Einsteiger, Berufstätige und Faule. Inklusive Erklärung der Low Carb Diät und 14 Tage Ernährungsplan.“, Independently published (19. Januar 2018)

Frey, Hannah, „Zuckerfrei für Berufstätige: Schnelle Feierabendküche und easy To-go-Rezepte (GU Diät & Gesundheit)“, GRÄFE UND UNZER Verlag GmbH; Auflage: 3 (8. Januar 2019)

Gonder, U., „Der Keto-Kompass: Aktuelles Wissen über ketogene Ernährung, Ketone und Ketose – Wirkweisen, Anwendungen und Chancen“, Riva (27. Dezember 2018)

Hild, Anne, „Das hCG Kochbuch: Leckere Rezepte für die Diät- und Stabilisierungsphase der beliebten Stoffwechselkur“, Aurum; Auflage: 11. Auflage 2018 (31. März 2014)

Jung, Chris, „Stoffwechsel anregen: Stoffwechsel ankurbeln und beschleunigen - Schnell abnehmen und Fett verbrennen“, Independently published (29. Januar 2019)

Kast, Bas, „Der Ernährungskompass - Das Kochbuch: 111 Rezepte für gesunden Genuss", C. Bertelsmann Verlag; Auflage: Originalausgabe (25. Februar 2019)

Koch, Alina, „Abnehmen in den Wechseljahren: Stoffwechsel anregen und Fett verbrennen am Bauch. Hormone regulieren und gesund abnehmen inkl Stoffwechsel-Programm für Frauen ab 40 (Abnehmen in den Wechseljahren 2)", Amazon Media EU S.à r.l.

Müller, Sven-David, „Kalorien-Ampel: Auf einen Blick: Kalorien und Satt-Faktor von über 3000 Lebensmitteln (Ampeln)", TRIAS; Auflage: 2. völlig aktualisierte Neuauflage (23. Februar 2011)

Neisser, Eva, „365 Low-Carb-Rezepte: Low Carb Rezepte für ein ganzes Jahr", Naumann & Göbel (1. März 2018)

Nestle Deutschland, „Kalorien mundgerecht, 16. Auflage: Das praxisorientierte Handbuch", Umschau Zeitschriftenverlag; Auflage: 16. Aufl.; überarbeitet und erweitert (15. März 2019)

Riedl, M., „Diabetes-Kochbuch: Genussvoll den Blutzucker im Griff (GU Gesund Essen)", GRÄFE UND UNZER Verlag GmbH; Auflage: 7 (7. Februar 2015)

Tiel, Sophia, „Einfach schlank und fit: Mit 120 Rezepten zur Traumfigur. Mit Ernährungstipps aus meinem Erfolgscoaching", Riva (15. Dezember

2016)

Wollperg, C., „Clean Eating und Food Bowl Rezepte: Gesunde Küche für die ganze Familie mit über 80 Clean Eating und Food Bowl Gerichten (Ketogen, Paleo, Vegetarisch, Vegan, Low Carb)“, Amazon Media EU S.à r.l.

Zampounidis, A., „Für immer zuckerfrei: Schlank, gesund und glücklich ohne das süße Gift“, Bastei Lübbe (Lübbe Ehrenwirth); Auflage: 7. Aufl. 2017 (29. September 2017)

Haftungsausschluss

Die Benutzung dieses Buches und die Umsetzung der darin enthaltenen Informationen erfolgt ausdrücklich auf eigenes Risiko. Haftungsansprüche gegen den Autor für Schäden materieller oder ideeller Art, die durch die Nutzung oder Nichtnutzung der Informationen bzw. durch die Nutzung fehlerhafter und/oder unvollständiger Informationen verursacht wurden, sind grundsätzlich ausgeschlossen. Rechts- und Schadensersatzansprüche sind daher ausgeschlossen. Das Werk inklusive aller Inhalte wurde unter größter Sorgfalt erarbeitet. Der Autor übernimmt jedoch keine Gewähr für die Aktualität, Korrektheit, Vollständigkeit und Qualität der bereitgestellten Informationen. Druckfehler und Falschinformationen können nicht vollständig ausgeschlossen werden. Der Autor übernimmt keine Haftung für die Aktualität, Richtigkeit und Vollständigkeit des Inhaltes dieses Ratgebers, ebenso nicht für Druckfehler. Es kann keine juristische Verantwortung sowie Haftung in irgendeiner Form für fehlerhafte Angaben und daraus entstandenen Folgen vom Autor übernommen werden. Sämtliche Inhalte dieses Buches sind urheberrechtlich geschützt und dürfen ohne eine ausdrückliche schriftliche Genehmigung des Autors in keiner Art und Weise (elektronisch, in Bild- Ton- oder Sprachform) weiterverwendet, vervielfältigt, kopiert oder in jeglicher Form gespeichert werden.

Urheberrecht

Impressum

Kontakt:
c/o AutorenServices.de, Birkenallee 24, 36037 Fulda.

1. Auflage 2019.

Coverfoto & Grafiken:
depositphotos.com | istockphoto.com |
shutterstock.com | fotolia.com

Covererstellung: Mind Media Design

14404654R00116

Printed in Germany
by Amazon Distribution
GmbH, Leipzig